Los puntos que curan

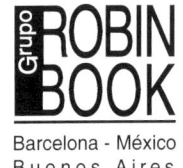

Barcelona - México
Buenos Aires

Los puntos que curan
Susan Wei

esenciales
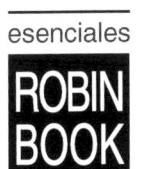

© 2012, Susan Wei

© 2012, Ediciones Robinbook, s. l., Barcelona

Diseño de cubierta: Regina Richling

Fotografías de cubierta: © iStockphoto / Gansovsky Vladislav / T.light

Diseño interior: Josep Febrer

ISBN: 978-84-9917-160-9

Depósito legal: B-3.997-2012

Impreso por Limpergraf, Mogoda, 29-31 (Can Salvatella), 08210 Barberà del Vallès

Impreso en España - *Printed in Spain*

«Cualquier forma de reproducción, distribución, comunicación pública o transformación de esta obra solo puede ser realizada con la autorización de sus titulares, salvo excepción prevista por la ley. Diríjase a CEDRO (Centro Español de Derechos Reprográficos, www.cedro.org) si necesita fotocopiar o escanear algún fragmento de esta obra.»

Índice

1. Introducción 11
   ¿Qué son los puntos que curan? 11

2. Orígenes de los puntos que curan 19
   La medicina tradicional china 20
   La relación del Qi con el Yin y el Yang 21
   La teoría de los cinco elementos 24
   Las vías de energía, los meridianos 25

3. Los puntos de energía 29
   La presión de los puntos como medio
   de curación 30
   ¿Cómo encontrar el punto correcto? 30
   ¿Cómo se trabajan los puntos? 33
   ¿Cómo se ejerce la presión? 36
   ¿Cuánto tiempo debe durar la presión? 37
      ¿Cuándo se tiene que parar? 37
      ¿Cómo dejar de ejercer el tratamiento? 39
      ¿Cuántas veces hay que repetir la presión? 39

4. Las técnicas de presión 41
   Utilización de la presión mediante un dedo .. 43
   Utilización de la presión mediante
   dos dedos 44
   Utilización de la presión mediante
   tres dedos 44

Utilización de la presión mediante
  cuatro dedos 45

5. Autotratamiento 47
  ¿Cómo empezar? 48
  Antes de empezar 50
  El calentamiento 51

6. Los puntos que curan 53
  Dolor:
   Dolor lumbar 53
   Dolor de cabeza 55
   Dolor de hombro 57
   Dolor de codo 58
   Dolor de mano 60
   Dolor de dedos 62
   Dolor de espalda 63
   Dolor de pecho 64
   Dolor de cara 65
   Tortícolis y dolor de nuca 67
   Tendinitis 68

  Dolencias de los sentidos:
   Conjuntivitis 71
   Catarro nasal 74
   Zumbidos en los oídos 76
   Vértigo 78
   Gripe 80

  Molestias respiratorias:
   Asma 83
   Tos 86
   Anginas 87
   Bronquitis 89

Problemas de piel:
- Herpes 93
- Eccema 96
- Urticaria 98
- Sabañones 100
- Psoriasis 101
- Acné 103
- Celulitis 105

Problemas digestivos:
- Hemorroides 109
- Estreñimiento 111
- Diarrea 112
- Dolor de estómago 114

Problemas sexuales:
- Eyaculación precoz 117
- Impotencia 119
- Frigidez de la mujer 120

Varios:
- Fatiga / cansancio 123
- Estado de depresión 124
- Alegría 127
- Fuerza vital/dinamismo 128
- Nerviosismo 129
- Memoria 130
- Insomnio 131
- Picaduras y mordeduras de animales 132
- Pánico escénico 133
- Menstruación 134
- Menopausia 135
- Obesidad 137

Bibliografía 141

1. Introducción

¿Qué son los puntos que curan?

Es conocida desde la Antigüedad que la mesoterapia de Extremo Oriente es una disciplina compleja y variada, que emplea la estimulación de puntos de energía y del sistema de meridianos energéticos. Esta mesoterapia china la podemos llamar *la técnica de los puntos que curan*. Suma su eficacia a la de la acupuntura, el shiatsu, la acupresura y la electroterapia entre otros.

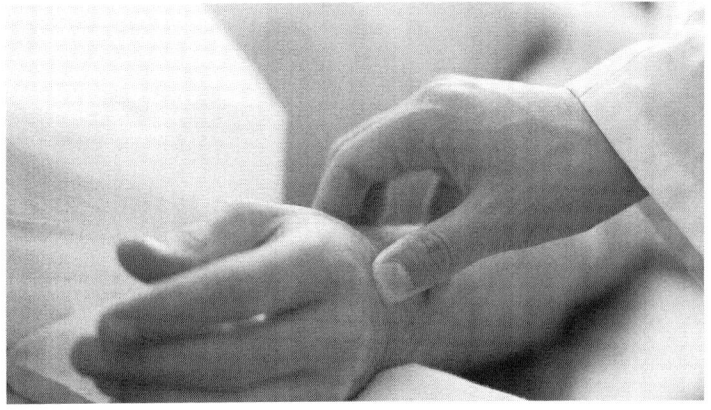

El método simplificado de los puntos que proponemos en este libro ha demostrado su eficacia a lo largo de milenios. En China sigue utilizándose de manera cotidiana, junto con los métodos occidentales más modernos y avanzados.

El propósito de los puntos de energía es obtener un alivio rápido de los diferentes síntomas, valiéndonos de nuestros propios dedos. En caso de urgencia y en ausencia de un médico, resulta un método práctico que te podrá ayudar a calmar los primeros sufrimientos. En caso de enfermedades crónicas o prolongadas, sirve de complemento a los tratamientos médicos.

Este libro te indica los puntos esenciales sobre los que puedes actuar para recuperar «energía y salud»; con mayor frecuencia se asocian varios puntos elegidos en función de las leyes energéticas y de la práctica cotidiana, que han demostrado su gran capacidad de acción. De este modo, te puedes adaptar tu tratamiento con mayor cuidado y eficacia, según el síntoma que padezcas.

Este método, que sólo requiere regularidad y tenacidad, es natural y lo puedes poner en práctica sin riesgo de provocar lesiones o deterioros en tu organismo. Pero ten en cuenta que no constituye en sí un tratamiento en profundidad, que únicamente puede aportar el médico acupuntor re-equilibrando el campo energético del paciente.

La ventaja de este método es que no cuesta dinero, puedes hacerlo tú mismo y lo puedes aplicar en cualquier lugar, incluso en la oficina, en el tren o en el autobús.

Como hemos citado anteriormente hay diferentes maneras de tratar los puntos que curan. A continuación encontrarás una breve descripción de diferentes disciplinas donde se aplican y se trabajan los diferentes puntos:

● *Acupresura*

La acupresura es un método que permite a cualquier persona aliviar sus molestias de manera rápida y sencilla. La propia palabra «acupresura» ya dice mucho sobre en qué consiste. Se trata de utilizar los dedos para ejercer presión sobre determinados puntos de la superficie cutánea. Mediante dicha presión se consigue que las energías del cuerpo vuelvan a fluir y se activan las capacidades naturales autocurativas del organismo, mitigando o eliminando así los dolores.

● *Masaje o Tuira*

Masaje chino muy desarrollado tanto en adultos, para tratar enfermedades óseas o musculares, como en niños, en los cuales se puede llegar a influir en los puntos de acupuntura sólo mediante el masaje.

● *Shiatsu*

Se trata de un tipo de «masaje terapéutico» nacido en Japón y que desde hace años forma parte esencial de la vida cotidiana de los japoneses. En Japón hay más de 25.000 terapeutas de Shiatsu oficialmente reconocidos. El Shiatsu es mucho más que una «imposición de manos», ya que se basa en los principios de la medicina tradicional china y comprende varias técnicas de presión. La traducción literal de Shiatsu es presión de los dedos (*Shi* = dedo y *Atsu* = presión) y, en efecto, en Shiatsu se utilizan primordialmente los dedos para devolver la armonía a la persona, protegerla de muchas enfermedades y, en caso de que ya esté enferma, eliminar las molestias.

Acupuntura

La acupuntura es una técnica de medicina tradicional china que trata de la inserción y la manipulación de agujas en el cuerpo con el objetivo de restaurar la salud y el bienestar en el paciente. Aparte de insertar las agujas de acupuntura y rotarlas para tonificar o dispersar, los acupuntores también utilizan las moxas. La técnica más extendida es un puro o cono de artemisa que se enciende para calentar el punto o bien se corta un trozo y se coloca en el mango de la aguja, dejando que se consuma totalmente. Los acupuntores utilizan ampliamente esta técnica para el tratamiento del dolor.

Ventosas

Aplicación mediante el vacío de vasos en ciertas áreas para mejorar y favorecer la circulación energética y sanguínea y para liberar los bloqueos.

Electroterapia

La electroterapia es la parte de la fisioterapia que, mediante una serie de estímulos físicos producidos por una corriente eléctrica, consigue desencadenar una respuesta fisiológica, la cual se va a traducir en un efecto terapéutico. Se engloba dentro de este término todas aquellas actuaciones en las cuales, de una forma u otra, se utiliza una corriente eléctrica en el cuerpo humano con fines terapéuticos.

Fitoterapia

La Fitoterapia es una disciplina en la que se realiza un estudio cuyo objeto es todo material de origen vegetal con utilidad o finalidad terapéutica; siendo propio de la tera-

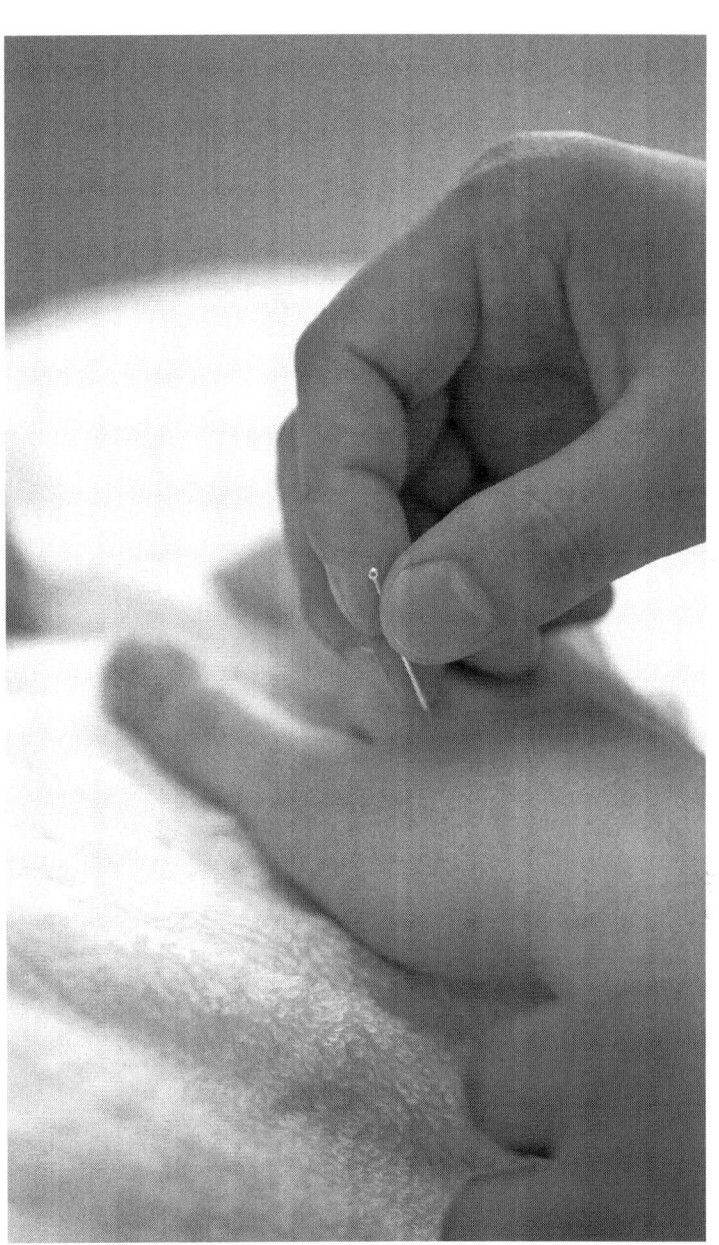

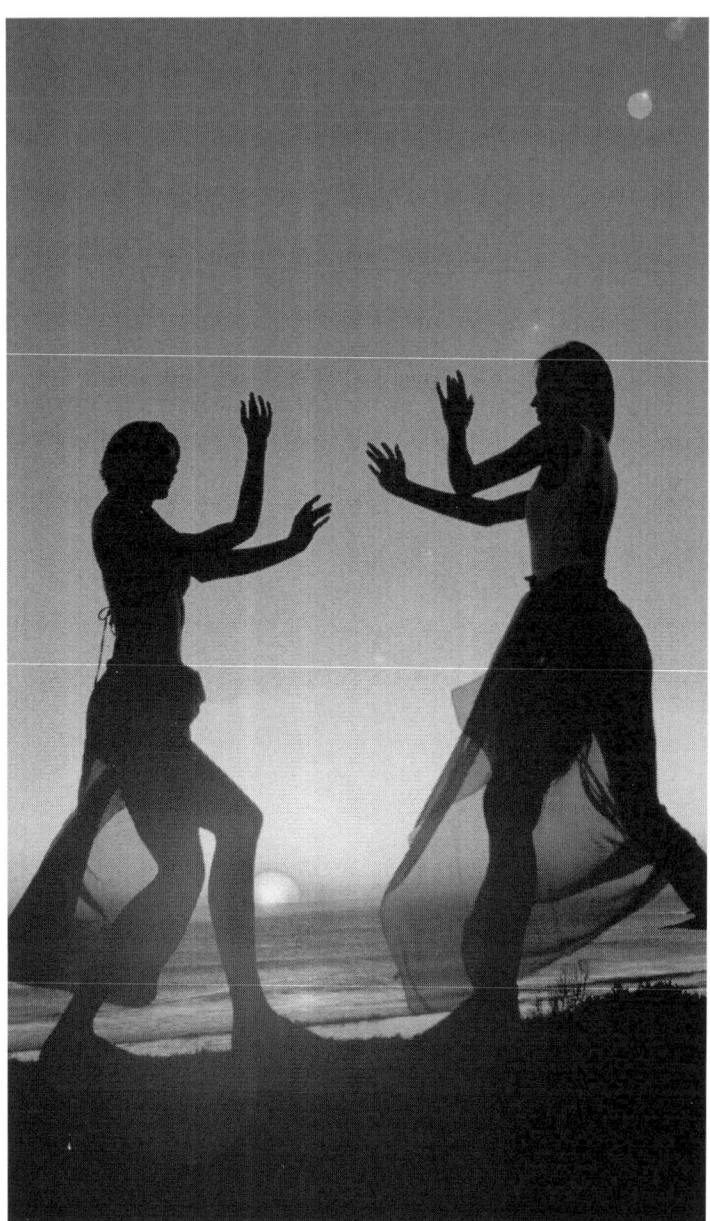

péutica la prevención, atenuación o curación de un estado patológico.

● *Dietoterapia*

Sobre las mismas bases de la medicina china, la dietoterapia china está íntimamente ligada a las estaciones y al clima de cada zona. La dieta china nos enseña qué comer cuando sufrimos un desequilibrio para procurar minimizarlo y, sobre todo y más importante, qué no comer para no empeorarlo.

● *Tai Chi y Qi Gong*

Estas dos técnicas de movimientos suaves procuran mantener el cuerpo flexible y la circulación de la sangre y de los meridianos sin bloqueos. Son técnicas de mantenimiento de la salud, muy ligadas a la respiración, que actúan de forma preventiva y se basan en las mismas teorías que las artes marciales chinas.

2. Los orígenes de los puntos que curan

Los puntos que curan tienen sus raíces en la medicina china, que cuenta con una tradición de más de 4.000 años y comprenden varias técnicas de presión. En esta técnica se utilizan primordialmente los dedos para devolver la armonía a la persona, protegerla de muchas enfermedades y, en caso de que ya esté enferma, eliminar las molestias.

Desde la Antigüedad, el masaje terapéutico, o masoterapia se enseñó en las primeras escuelas filosóficas taoístas. Los métodos de utilización de las manos para aliviar el sufrimiento fueron catalogados a partir del 540 a. de C., época en la que aparecieron los primeros textos médicos. Pero ya mucho antes el pueblo chino utilizaba de manera cotidiana la masoterapia, la acupuntura y la farmacopea natural. Los especialistas de la enfermedad habían definido sobre el cuerpo humano la existencia de corrientes de energía, llamadas *meridianos*, sembrados de puntos precisos que permitían establecer en el organismo un estado de equilibrio funcional.

Este equilibrio energético del hombre debía estar en consonancia con el de las leyes de la naturaleza. Por consiguiente, el organismo reacciona ante las acciones cósmicas. Finalmente, a partir del estudio de las correlaciones y de las concordancias entre el Universo, los elementos de la naturaleza y el hombre, fueron construyéndose poco a poco las leyes fundamentales de la medicina china.

La medicina tradicional china

Esta medicina se conoce con el nombre de Kampo e incluye la aplicación de técnicas muy diversas. Desempeñan un papel especialmente importante los métodos que intentan estimular el flujo de energía en el interior del individuo y, así, activar su propio potencial de curación.

Los principales fundamentos teóricos de la medicina tradicional china se basan en la *Teoría del yin-yang*, en la *Teoría de los cinco elementos*, entre otros.

Esta medicina se basa en el concepto del "Qi" (o energía vital) que recorre el cuerpo de la persona. El "Qi" regula el equilibrio espiritual, emocional, mental y físico y está afectado por las fuerzas opuestas del yin (energía negativa) y el yang (energía positiva). Según la medicina china, la enfermedad ocurre cuando se altera el flujo del Qi y se produce un desequilibrio del yin y el yang. Los componentes de este tipo de medicina comprenden terapias de hierbas y alimentación, ejercicios físicos que restituyen la salud, meditación, acupuntura y masajes reparadores.

Mientras que la medicina occidental, por lo general, se limita a tratar el órgano afectado y a eliminar los síntomas, el pensamiento oriental concibe a la persona como un todo en vez de como la suma de sus partes. Esto explica por qué la curación, en sentido oriental, nunca puede lograrse únicamente sometiendo a operación al órgano afectado o mediante el empleo de medicamentos, sino sólo mediante la activación de la energía vital en el conjunto de la persona.

Los puntos de curación son un buen complemento de la medicina convencional, ya que trata a toda la persona, previene enfermedades y acelera la curación.

La relación del Qi con el Yin y el Yang

El Qi es un principio activo que forma parte de todo ser vivo y que se podría traducir como flujo vital de energía.

De acuerdo a la medicina tradicional china, el Qi es una energía que fluye continuamente por la Naturaleza, y la interrupción de su libre flujo en el cuerpo es la base de los trastornos físicos y psicológicos.

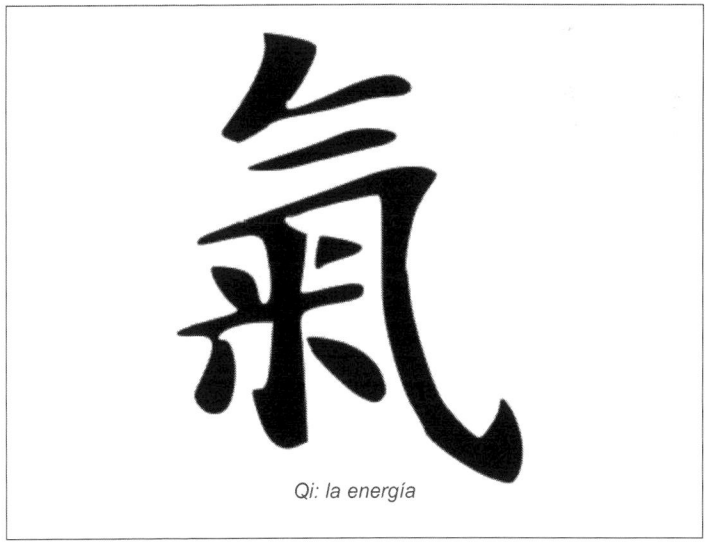

Qi: la energía

Desde la Antigüedad, los chinos consideran que toda cosa del Universo puede ser representada por el concepto de energía.

Esta energía es globalmente una, pero está constituida por dos polaridades contrarias:

- la polaridad Yin, que tiende hacia la inmovilidad absoluta, hacia la materia;
- la polaridad Yang, que tiende hacia la movilidad extrema, hacia la energía más impalpable.

La representación del Yin y el Yang, significa dos fuerzas independientes en movimiento equilibrado. Estas fuerzas están presentes en todo lo que nos rodea.

Los conceptos Yin y Yang poseen una especial importancia en la práctica de los puntos que curan. El objetivo principal es equilibrar las energías polares Yin y Yang del paciente y crear una armonía entre ellas. Los principios Yin y Yang simbolizan contrarios que sólo se excluyen mutuamente en apariencia, puesto que en realidad el Yin y el Yang se complementan para formar una gran unidad en la que son indivisibles. Esta interacción genera emanaciones de energía que dan vida a todos los seres.

El Yin es lo femenino, la tierra, la luna, la noche, la sombra, la quietud, lo descendente, lo movedizo, lo frío, lo blando.

El Yang es lo masculino, el cielo, el sol, el día, la luz, la actividad, el movimiento, lo ascendente, lo caliente, lo duro.

El Yin (reposo) y el Yang (movimiento) generan ciclos constantes de cambio en el que cada uno se convierte en otro, cuando el Yin mengua aparece el Yang y viceversa (interacción).

Todas las personas estamos impregnados e influidos por el Yin y el Yang. Por esa razón, el ser humano tan sólo está sano cuando sus energías pueden fluir libremente y sin obstáculos. Por el contrario, si el flujo de energía está bloqueado se producen alteraciones que desembocan en enfermedades, por ejemplo un exceso de energía en algunas zonas del cuerpo.

Según esta idea, cada ser, objeto o pensamiento posee un complemento del que depende para su existencia y que a su vez existe dentro de él mismo. De esto se deduce que nada existe en estado puro ni tampoco en absoluta quietud, sino en una continua transformación. Además, cualquier idea puede ser vista como su contraria si se la mira desde otro punto de vista. En este sentido, la categorización sólo lo sería por conveniencia.

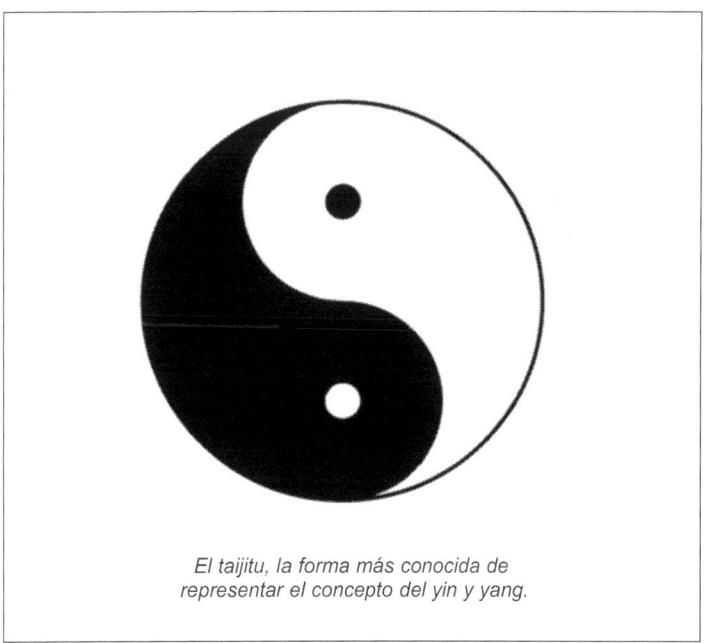

El taijitu, la forma más conocida de representar el concepto del yin y yang.

La teoría de los cinco elementos

La teoría de los cinco elementos es otro componente más de la cosmología oriental, que aporta un modo distinto de ver con más detalle cómo funciona la energía. Si Yin y el Yang expresan una dualidad energética, los cinco elementos representan cinco fases distintas de Qi. Esta teoría plantea que el mundo material puede ser clasificado en cinco tipos de energía simbolizadas por el **agua**, la **madera**, el **fuego**, la **tierra** y el **metal**, que en el concepto chino se entienden no sólo como materias o elementos de la naturaleza, sino como movimientos o, más precisamente, fases de transformación de la energía.

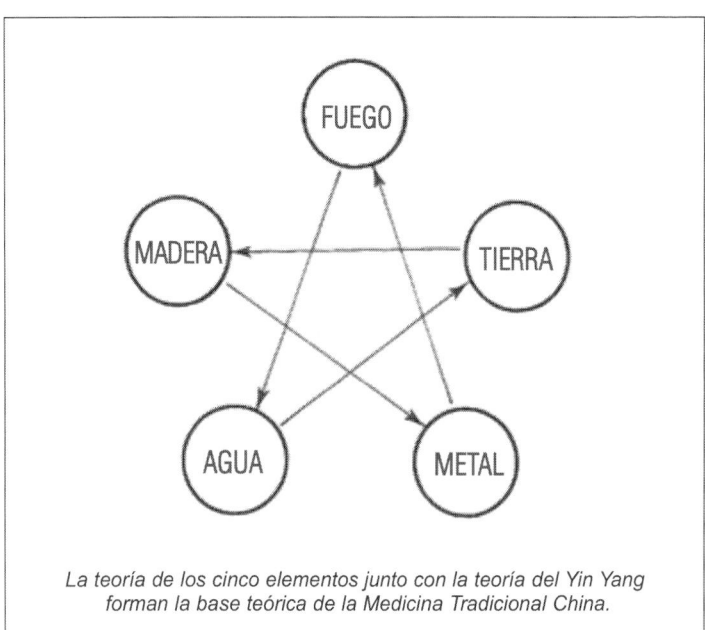

La teoría de los cinco elementos junto con la teoría del Yin Yang forman la base teórica de la Medicina Tradicional China.

Los cinco elementos son fuerzas que se generan mutuamente, se transforman entre sí y se mantienen en adecuado equilibrio. Cuando este equilibrio se ve perturbado se manifiesta la enfermedad, por el contrario, la armonía produce salud y felicidad.

En la medicina tradicional china, la teoría de los cinco elementos se utiliza principalmente para explicar la fisiología y patología del cuerpo humano y para orientar el diagnóstico clínico y el tratamiento.

Las vías de energía, los meridianos

En el primer libro de medicina china escrito hace más de 3.000 años, describen un tipo diferente de "Circulación Energética" por la que circula el Qi o la Energía que recorre todo el cuerpo, exterior e interiormente.

El pensamiento oriental sostiene que nuestro cuerpo está recorrido por una red de meridianos que abastecen de energía a todos nuestros órganos. Los meridianos podrían definirse como canales de energía o vías de materia.

En la medicina china existen **doce meridianos principales** y **dos meridianos especiales**. Cada meridiano está relacionado con un órgano esencial, que le da nombre.

De los **doce meridianos principales** hay seis Yin y seis Yang:

- *Los meridianos Yin* discurren por la parte delantera del cuerpo y por la cara interna de los brazos hasta la palma de las manos. En éstos la energía fluye de la tierra hacia arriba.

Los seis meridianos Yin son:
- Meridiano del pulmón
- Meridiano del bazo.
- Meridiano de los riñones
- Meridiano del corazón
- Meridiano del hígado
- Meridiano del pericardio

Los meridianos Yang van por la parte posterior del cuerpo y por la cara externa de los brazos hasta el dorso de las manos. En éstos la energía fluye desde el cielo hacia abajo.

Los seis meridianos Yang son:
- Meridiano del intestino grueso
- Meridiano del estómago
- Meridiano del intestino delgado
- Meridiano de la vejiga
- Meridiano de la vesícula biliar
- Meridiano del triple recalentador

Cada meridiano del lado derecho del cuerpo tiene su simétrico en el lado izquierdo.

Los *dos meridianos especiales* pasan por el centro del cuerpo y son:
- Meridiano de la concepción (Yin)
- Meridiano gobernador (Yang)

Por los meridianos fluye la energía Qi, la energía vital universal. La energía o fuerza Qi alimenta a todos los seres vivos y permite que crezcamos y nos desarrollemos.

Cuando esta energía vital circula libremente por los meridianos la persona está sana.

Estos meridianos disponen de zonas externas, denominadas *tsubos* o puntos de energía, desde donde se puede influir mediante la estimulación (agujas, cauterización, presión, masaje, etc) para lograr la curación de molestias.

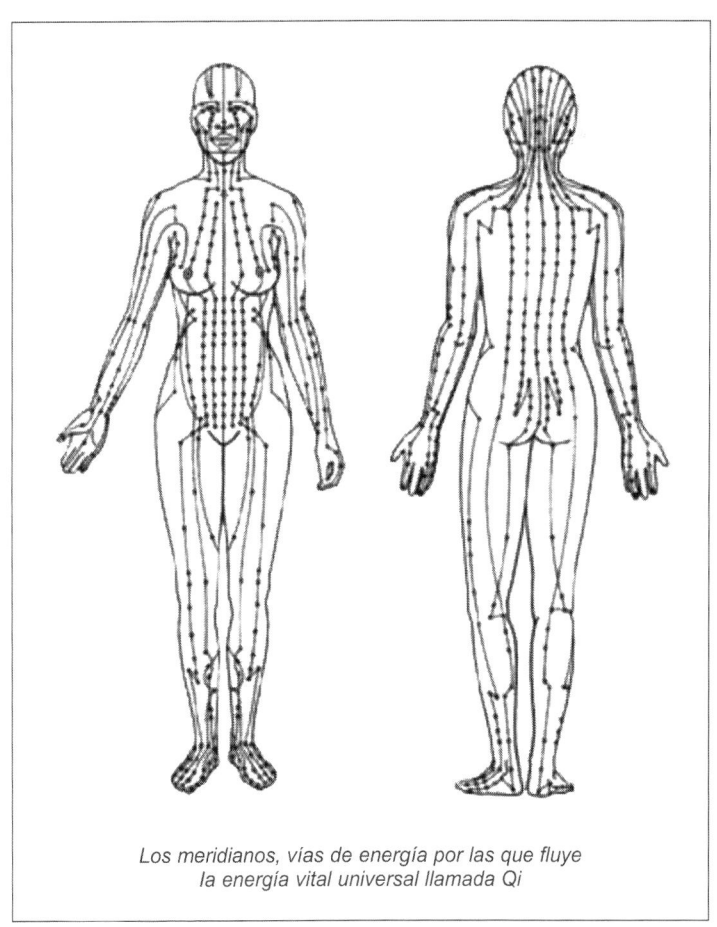

Los meridianos, vías de energía por las que fluye la energía vital universal llamada Qi

3. Los puntos de energía

Los meridianos, líneas de fuerza energéticas, recorren la profundidad del cuerpo, relacionando los diferentes órganos internos y la superficie de la piel. Su trayecto superficial está constituido de puntos de energía también conocidos como *tsubos*. Cada uno de estos puntos tiene un papel energético específico de regulación, ya sea de un trastorno circulatorio superficial de la energía a nivel del meridiano o de una alteración orgánica más profunda.

El punto de energía está constituido por una terminación nerviosa en la superficie de la piel, rodeado, en un nivel más profundo, por una arteriola y una vena, así como por pequeños vasos linfáticos. La estimulación con la aguja, la presión del dedo o la aplicación de una moxa sobre este punto induce una señal que será transmitida a lo largo del recorrido del meridiano de energía.

Presionando o masajeando estos puntos podemos influir en el sistema energético del cuerpo ya que cuando se ejerce presión sobre uno de éstos, los meridianos transmiten este estímulo en forma de información a la zona del cuerpo enferma y se consigue restituir la salud al cuerpo.

Estos puntos de energía son muy sensibles y permiten un buen acceso al flujo de energía de los meridianos. La mayoría de ellos están situados en zonas del cuerpo muy alejadas del órgano enfermo. Así, por ejemplo, los puntos dolorosos en brazos y piernas pueden indicar problemas de riñón o de pulmón.

Al ejercer presión sobre los puntos, los centros de energía situados en las líneas de los meridianos, los bloqueos desaparecen y la energía fluye de nuevo.

La presión de los puntos como medio de curación

El objetivo de este tratamiento es mitigar las molestias y los dolores crónicos. La presión de los puntos estimula la energía y ayuda a combatir la fatiga, el cansancio y los estados depresivos.

Con esta técnica se aumentan las fuerzas de defensa inmunológicas y protege de las infecciones.

Con la práctica regular de este método se notará un beneficio para los músculos, las articulaciones y los tendones, en general de todo el aparato locomotor.

Cabe saber también que este tratamiento de presión de los puntos de energía ayuda a terminar con el estrés.

Poniendo en práctica este método, que se debe realizar en calma, también se armonizará la mente. En definitiva, con presión se puede reducir el nerviosismo, la inquietud y el insomnio entre otros efectos positivos.

¿Cómo encontrar el punto correcto?

Las ilustraciones que se encuentran en el libro muestran dónde está situado el punto que se debe presionar en cada caso.

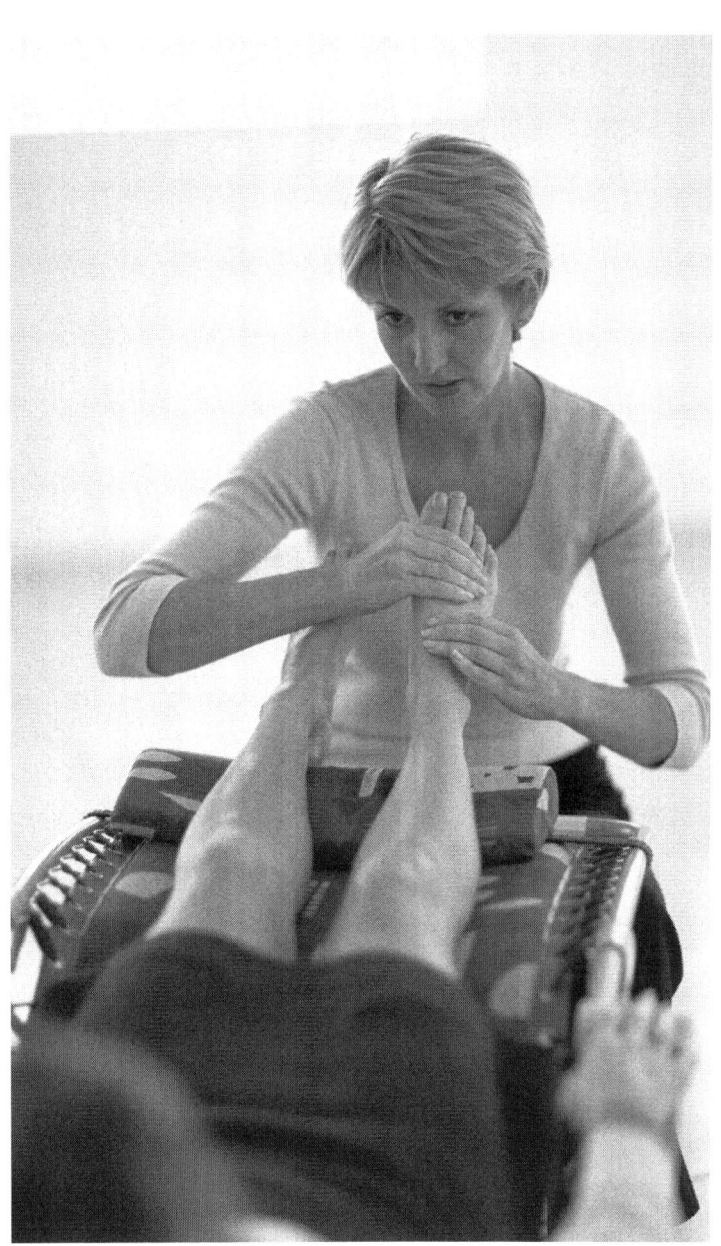

Los puntos de energía

Aunque en el texto también se dan indicaciones para encontrar los diferentes puntos. Además se puede medir con los dedos (a lo ancho) la distancia respecto a un punto sobresaliente del cuerpo.

Para encontrar los puntos se debe colocar la yema del dedo allí donde se crea que se encuentra el punto correcto, intentando aproximarse lo más posible al punto exacto. Se debería notar que en ese punto el tejido sobresale un poco o está algo más hundido. Algunas veces se notará dolor al ejercer una ligera presión.

Una vez localizado el punto, se puede marcar con rotulador para poder encontrarlo de nuevo fácilmente.

Si no se nota ningún efecto es posible que no se haya localizado el punto correctamente.

Con el tiempo se va desarrollando una mayor sensibilidad, es decir, se aprenderá a encontrar los puntos correctos más rápidamente. Se llegarán a reconocer porque se percibirá cierta tensión eléctrica en la piel.

Cuando se busque el punto de presión correcto hay que prestar especial atención a cómo se siente la piel. Resultará más fácil si se cierran los ojos, ya que al anular el sentido de la vista se potencia el sentido del tacto. Hay que intentar percibir diferencias por mínimas que sean.

Cuando se busque los puntos hay que preguntarse:
- ¿qué hemos sentido?
- ¿dónde?
- ¿durante cuánto tiempo?
- ¿hemos notado diferencias?
- ¿cuáles?

Hay que procurar traducir en palabras las sensaciones.

No hay que darse por vencido la primera vez de intentarlo si no se siente nada, hay que esperar hasta que las sensaciones empiecen a tomar forma. Hay que relajarse y no pensar en nada.

Cuantas más veces se repita el proceso antes se encontrará más rápidamente los puntos correctos.

Si no se siente absolutamente nada, no hay que preocuparse. A la mayoría de personas al principio le pasa. El éxito depende de que seamos capaces de percibir claramente y diferenciar las energías de nuestro cuerpo.

El objetivo de este método también es aprender a conocer las energías del propio organismo.

En el momento de aplicar el tratamiento hay que concentrarse totalmente en lo que se está haciendo. Si mientras se buscan los puntos se piensa en otras cosas, no se logrará ningún resultado. Si cuando se está realizando el ejercicio la cabeza está en otra parte, hay que detenerse e intentar recuperar la concentración.

Una vez se está concentrado y relajando se verá como de pronto se notará que se ha encontrado el punto correcto, que de repente se ha encontrado una vía directa de acceso al dolor. Entonces es el momento de empezar a trabajar el punto.

¿Cómo se trabajan los puntos?

Para empezar se debe colocar el dedo verticalmente desde arriba, pero tocando sólo con la yema el punto de energía.

La presión debe ser continuada, debe durar un cierto tiempo y tiene que ser intensa es decir, que debe realizarse

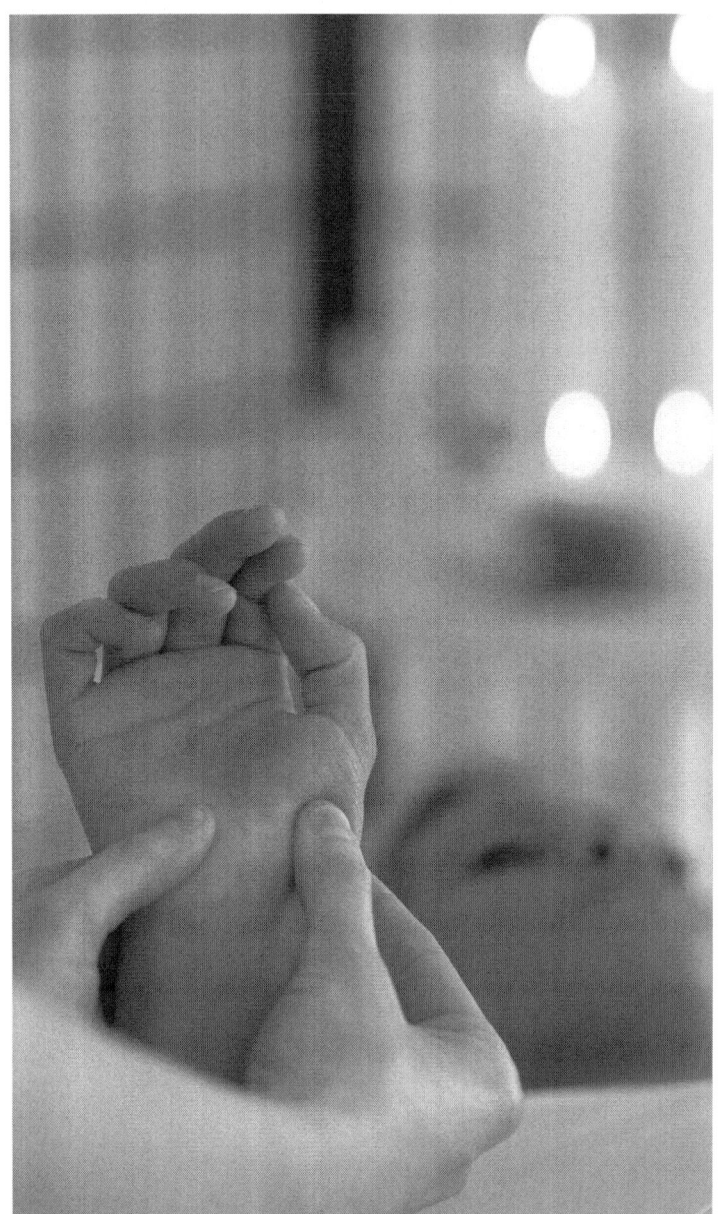

utilizando el grado adecuado de energía en función de cada estado individual. Hay que ser constante, porque el tratamiento debe llevarse a cabo con la suficiente rapidez a un ritmo regular pero a la vez se debe evitar toda brusquedad o violencia. Cuando se necesite hacer un cambio en el tratamiento éste no puede ser repentino.

Hay que ejercer una presión real que se note como tal, aunque evitando dolores desagradables que sólo conseguirían cargar los músculos.

Una vez localizado el punto de energía y colocado el dedo en la posición correcta, se debe incrementar paulatinamente la presión. No hay que presionar sólo con el dedo, se puede utilizar el brazo y todo el cuerpo. La piel se irá acostumbrando lentamente al estímulo de la presión. Si se aplica presión de manera rápida se pueden producir reacciones de *shock* y sólo se conseguirá empeorar aún más las molestias.

Se debe aplicar la presión verticalmente desde arriba sobre el punto energía. La intensidad adecuada en cada zona se irá comprobando dependiendo de cada persona. Por ejemplo la cara es muy sensible, y se debe aplicar una presión muy suave casi como si se rozara, en cambio en los músculos más grandes como los de la espalda o los de los hombros puede aplicarse más fuerza ya que soportan una mayor presión.

La mayoría de puntos de energía son dobles, se encuentran en la mitad derecha y la mitad izquierda del cuerpo. Hay que tratar siempre los dos puntos. El otro se encuentra siempre en el mismo lugar pero en la otra mitad del cuerpo.

El efecto que se puede conseguir será más intenso o menos según lo cerca que se esté del centro del punto de energía. Si sólo se trabaja un lado, el efecto no será el óptimo.

¿Cómo se ejerce la presión?

Se pueden trabajar los puntos de energía de diversas maneras:

- Golpeando suavemente con la yema del dedo corazón durante 2 o 3 minutos. Los golpes deben proceder de la articulación de la muñeca. Se puede empezar aplicando la presión suavemente e ir aumentando la intensidad. Hay que tomarse el tiempo necesario.

- Se verá que la presión que se ejerza con la yema tendrá efectos relajantes.

- Utilizar una presión con la yema del dedo o con el nudillo tiene efectos estimulantes. Hay que presionar el punto de estímulo siguiendo el ritmo del pulso y haciendo breves pausas, es decir: pulsar - soltar - pulsar, etc.

- Para masajear el punto de energía hay que mover el dedo en círculos o bien adelante y atrás.

- Para friccionar, mover el dedo en círculos o adelante y atrás, pero sin desplazar la piel subyacente. En el punto friccionado se produce calor.

- Si se nota tensión en los dedos o que se cansa la mano, mejor interrumpir el tratamiento, sacudir varias veces la mano, dejarla muerta y respirar varias veces profundamente. Después de esta pausa continuar.

- Se pueden escoger el orden con el que tratar los diferentes puntos para solucionar una molestia determinada. Se puede ir cambiando el orden hasta encontrar el que produce un mayor efecto.

- La presión debe ser firme, aunque en general debe ser suave o de intensidad media.

¿Cuánto tiempo debe durar la presión?

Hay que trabajar dos o tres de los puntos hasta que se note alivio. No es posible determinar con precisión cuánto debe durar el tratamiento, ya que depende de cada persona, del cuadro patológico y del tipo de tratamiento que se elija.

Sin embargo, una sesión en la que se traten varios puntos no debería durar más de 15 o 20 minutos. Si parece que no hay suficiente, es mejor repetir el tratamiento unas horas más tarde.

¿Cuándo se tiene que parar?

Se deberá parar cuando los dolores hayan desaparecido o cuando se haya alcanzado un estado de equilibrio de las tensiones. Este estado se percibe a través de mínimos cambios en el campo oscilatorio de la piel, aunque para ello se necesita práctica y poner mucha atención.

Con frecuencia después de aplicar varios tratamientos se notarán pulsaciones en el punto del cuerpo trabajado, no en el dedo. Si el pulso es regular y tranquilo es otro signo de que ya es hora de terminar. También se puede tener la sensación de que el punto ya no es sensible y que no reacciona.

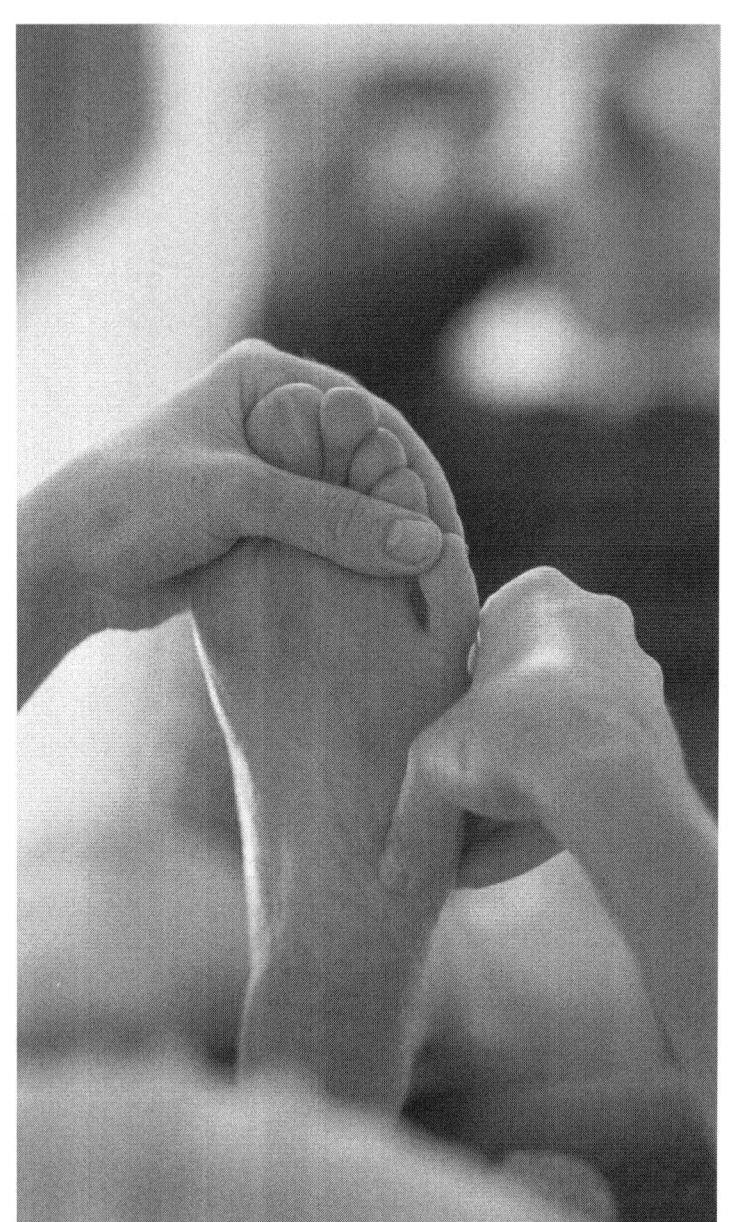

¿Cómo dejar de ejercer el tratamiento?

Hay que disminuir la presión paulatinamente y dejar el dedo unos veinte segundos en contacto con la piel, de modo que la sensación de presión vaya desapareciendo lentamente. No se puede retirar nunca el dedo de repente.

¿Cuántas veces hay que repetir la presión?

El efecto de este tratamiento es más duradero cuando se repite varias veces. Un tratamiento esporádico puede aliviar los dolores, pero para eliminarlos definitivamente es preciso presionar el punto correspondiente varios días seguidos.

4. Las técnicas de presión

El tratamiento que se expone en este libro trata de enseñar diversos puntos de presión en determinadas zonas del cuerpo, para así estimular el flujo de energía y que el Qi circule de nuevo libremente. Aunque en el libro hablemos mayormente de ejercer la presión con los dedos, en el tratamiento también se pueden utilizar las palmas de las manos, los talones de las manos e incluso en algunos casos los codos y los pies. Para los tratamientos que proponemos basta con las técnicas estándar con los dedos, ya que muchas de las técnicas más complicadas sólo pueden aprenderse de las manos de un maestro.

Existen dos tipos de presiones:

- *La presión circular suave*, que consiste en apoyar firmemente el dedo sobre el punto considerado sin desplazarlo nunca de él, masajeando suavemente en el sentido de las agujas del reloj (aproximadamente un movimiento circular por segundo) durante el tiempo y a la frecuencia indicada en cada ocasión.

Este movimiento de masaje tonifica el punto de energía y,

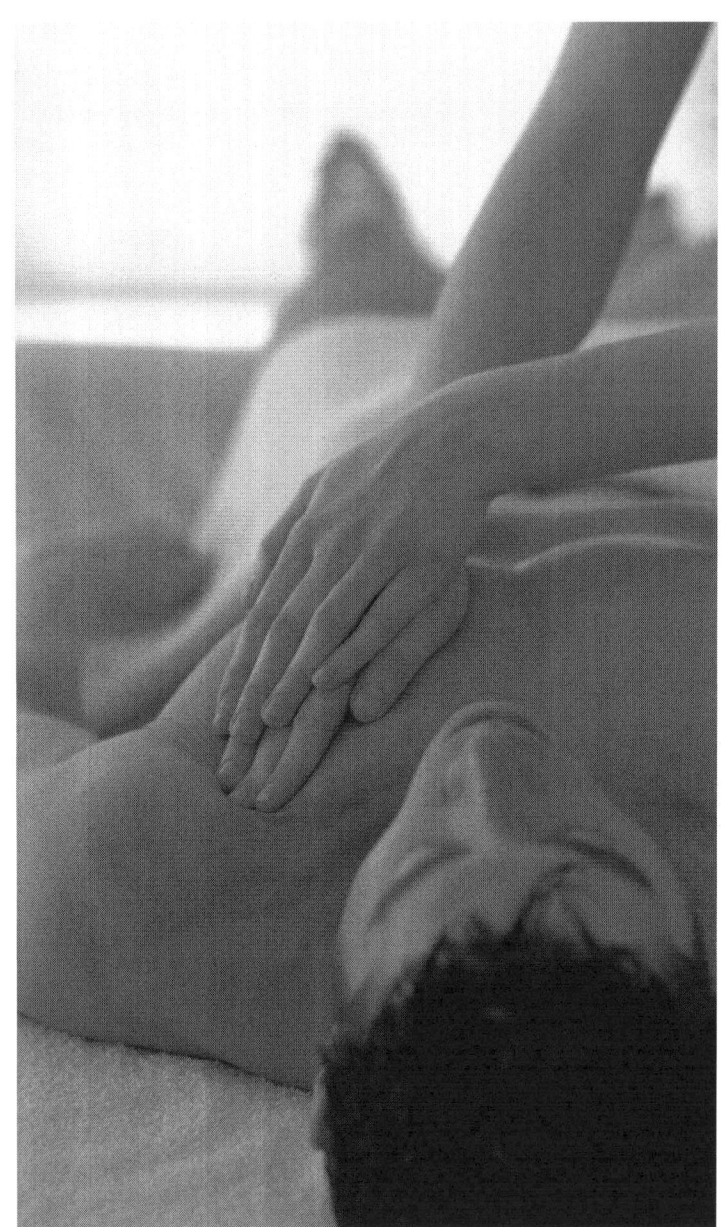

al mismo tiempo, hace más fluida la circulación de la energía en el meridiano que atraviesa ese punto y que seguidamente irá a irrigar los órganos profundos.

- *La presión circular fuerte* se realiza en el mismo sentido, pero con el dedo apoyado muy fuertemente sobre el punto, masajeando con un movimiento circular rápido. Este movimiento de masaje dispersa la energía estancada en un punto de energía, especialmente en los casos de dolor, de inflamación.

Utilización de la presión mediante un dedo

Por lo general, la presión se hace mediante la punta del dedo (pulgar, índice, mayor). Dado que el pulgar es el dedo más fuerte y el que posee la mayor superficie de presión, se usa habitualmente en este método. Hay que procurar, no obstante, presionar con la parte carnosa y no con la punta del dedo. En este caso será necesario llevar las uñas cortas.

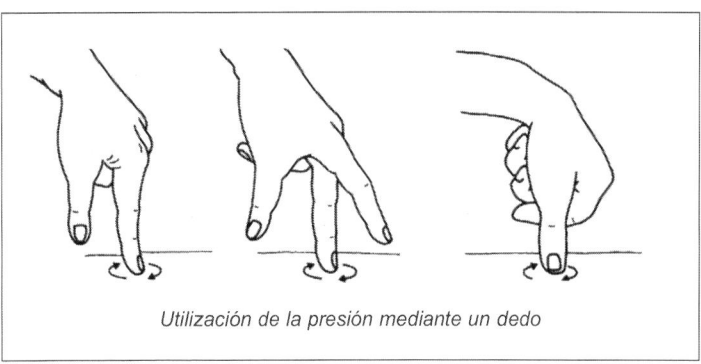
Utilización de la presión mediante un dedo

Utilización de la presión mediante dos dedos

Para ejercer presión sobre zonas más grandes esta técnica es una buena alternativa al uso del pulgar. Juntar los dedos índice y corazón y presionar con las puntas de ambos dedos. Esta técnica únicamente debe utilizarse para ejercer una presión suave o moderada, nunca para una presión intensa.

Utilización de la presión mediante tres dedos

Es la técnica idónea para el tratamiento de superficies bastante grandes. Esta técnica se puede trabajar con el peso del cuerpo.

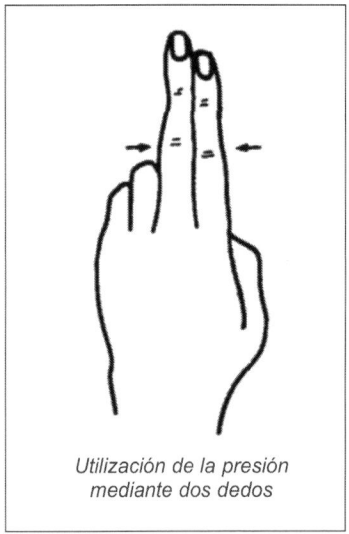

Utilización de la presión mediante dos dedos

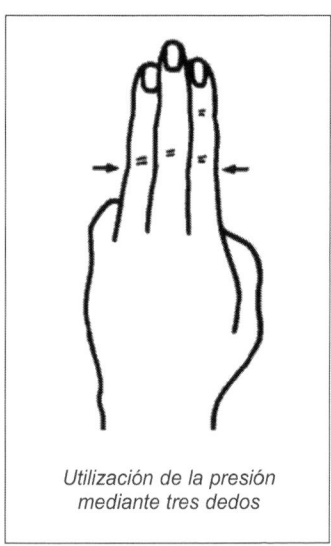

Utilización de la presión mediante tres dedos

Utilización de la presión mediante cuatro dedos

Esta técnica se utiliza para las superficies más grandes de nuestro cuerpo como la espalda o los hombros.

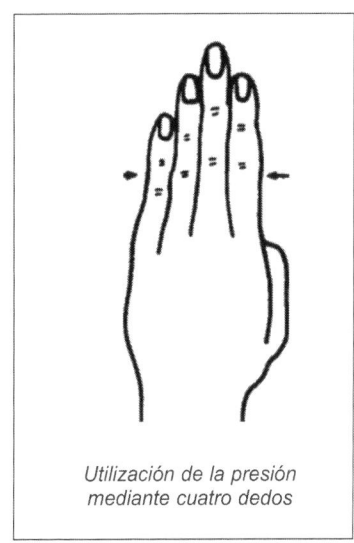

Utilización de la presión mediante cuatro dedos

5. Autotratamiento

En este capítulo verás como tú mismo puedes aplicarte algunas técnicas para aliviar tus molestias. Cuando tengas un dolor, en vez de recurrir siempre a las pastillas piensa en este método. Presionando sobre determinados puntos puedes hacer desaparecer muchas molestias, ya que en muchos casos los dolores, los problemas digestivos, las tensiones musculares y los problemas anímicos no son más que el reflejo de un deficiente flujo de energía por los meridianos. Como sabes perfectamente, este tratamiento puede armonizar de nuevo dicho flujo de energía y eliminar con rapidez las molestias que provoca.

Para el autotratamiento debes estar en comunicación contigo mismo y con tu propio cuerpo. Con el autotratamiento aprenderás qué necesita tu organismo.

El cuerpo posee un lenguaje propio con el que intenta transmitirnos información. Con las técnicas que expondremos a continuación tomarás consciencia de tu cuerpo y quizás muy pronto harás emocionantes descubrimientos. El cuerpo posee una sabiduría propia. El autotratamiento te permitirá establecer contacto con él y comprenderte mejor a ti mismo.

Durante el autotratamiento escucha tu voz interior. Para localizar los puntos correctos de distribuir la energía vital, no te guíes únicamente por las descripciones sino, sobre todo, por tu intuición. Con algo de práctica sentirás cuáles son los puntos que debes estimular.

Puedes realizar el autotratamiento de formas muy distintas. Por ejemplo, puedes estimular de vez en cuando puntos determinados para eliminar ese molesto dolor de cabeza, cosa que puedes realizar incluso mientras esperas el metro o miras la televisión. O quizás un día te apetezca dedicarte a ti mismo 10 o 15 minutos para sentirte mejor.

Lo importante es que te sientas cómodo. Es preferible que te olvides de los puntos de difícil acceso, después de todo hay suficientes zonas alternativas que puedes tratar más fácilmente. Para el autotratamiento que te presentamos hemos elegido exclusivamente puntos de fácil acceso, cuya estimulación logra efectos muy benéficos.

¿Cómo empezar?

Para empezar con el ejercicio es muy importante tu actitud. Este tratamiento requiere toda tu atención y recogimiento. No te dejes distraer por nada, ni por tus propios pensamientos. Procura que nada te moleste, ni llamadas de teléfono ni otras personas. Cierra los ojos para no distraerte con sensaciones visuales.

Esta técnica es una actividad espiritual que activa energías, por lo que requiere concentración. Hay que poner el cien por cien de nuestra atención. Por tanto, si durante el tratamiento notas que tu mente está en otra parte, detente e intenta recuperar la concentración.

Durante el ejercicio respira profunda y regularmente. De

este modo en toda la superficie pulmonar se produce un intercambio de oxígeno y dióxido de carbono y el cuerpo está en óptimas condiciones para desempeñar sus funciones. Recuerda que no sólo la inspiración es importante sino también la espiración, entendida como un proceso de liberación que permite descargarnos de los residuos y de todo aquello ya consumido.

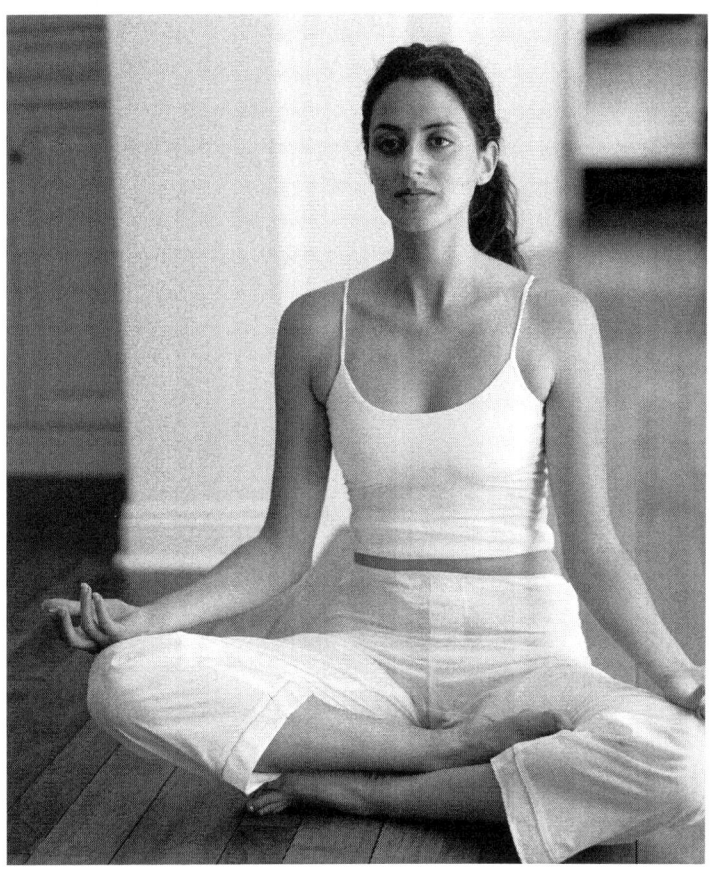

Antes de empezar:

- En las horas previas no bebas alcohol ni tomes calmantes, porque estas sustancias modifican las reacciones del cuerpo.

- Después de comer deja pasar al menos dos horas antes de la sesión.

- Los tratamientos no deberían durar más de 20-30 minutos, especialmente al principio. Es tiempo más que suficiente.

- Las manos frías pueden provocar una reacción de *shock* sobre la piel; procura tener las manos calientes.

- Intenta percibir tus sensaciones. Déjate guiar más por tu intuición que por las teorías sobe meridianos, tsubos, etc.

- No lleves las uñas demasiado largas, porque podrías lesionarte al presionar sobre los puntos.

- Coordina la práctica del ejercicio y la respiración.

- No es aconsejable que realices una sesión si estás muy cansado o estresado, ya que no te podrías concentrar al máximo.

- No tenses demasiado la musculatura.

- Procura crear una atmósfera agradable. Una habitación bien ventilada y caliente, luz suficiente y buena disposición de ánimo.

- Presiona con suavidad.

- Vigila tu postura corporal. Procura que la columna esté derecha y recta.

- Si deseas activar las energías sé dinámico, si deseas relajar procede más lentamente y con más suavidad.

El calentamiento

Antes de empezar el tratamiento es recomendable que realices algunos ejercicios de flexibilidad: estirar y soltar. Puedes empezar masajeando la zona donde vas a presionar. Para ello presiona suavemente los músculos, procurando ejercer el masaje en dirección al corazón. También puedes golpearlos ligeramente o friccionarlos, pero recuerda que sólo es una preparación y que no debería durar más de 5 minutos. Como hemos citado anteriormente esta técnica te la puedes aplicar a ti mismo o puedes realizarla a otra persona o viceversa.

6. Los puntos que curan
Dolores en general
Dolor lumbar

Definición: El dolor lumbar es un problema que se produce en la columna vertebral baja o de la columna lumbar. El dolor se localiza a un lado u otro de la espina dorsal y desciende hacia la zona de las nalgas.

Hay diferentes grados de dolor, desde el dolor lumbar simple hasta la lumbociática la cual puede extenderse hasta el pie.

La persona que sufre de lumbalgia está limitada de movimientos, ya que el nervio pinzado contrae el músculo y no le permite hacer cosas tan sencillas como agacharse, atarse los zapatos, etc., o, por el contrario, no poder enderezarse.

Los esfuerzos al coger una carga pesada realizando una mala postura de joven pueden a la larga hacer aparecer este problema. Se notarán los efectos del lumbago agudo cuando se sienta un dolor similar a tener un cuchillo clavado en los riñones y que no se pueda mover.

Cuando se padece este dolor, se hará muy difícil andar. El problema puede durar días o incluso semanas por tanto, se recomienda reposo absoluto.

Una vez se ha sufrido con asiduidad, puede convertirse en un dolor crónico notándolo especialmente al levantarse por las mañanas.

Puntos a masajear

Para una buena recuperación estimular intensamente los puntos, en caso de lumbago agudo mediante masaje intentando ponerse de pie. En la lumbalgia, son aconsejables las sesiones de diez a quince minutos, mañana y noche.

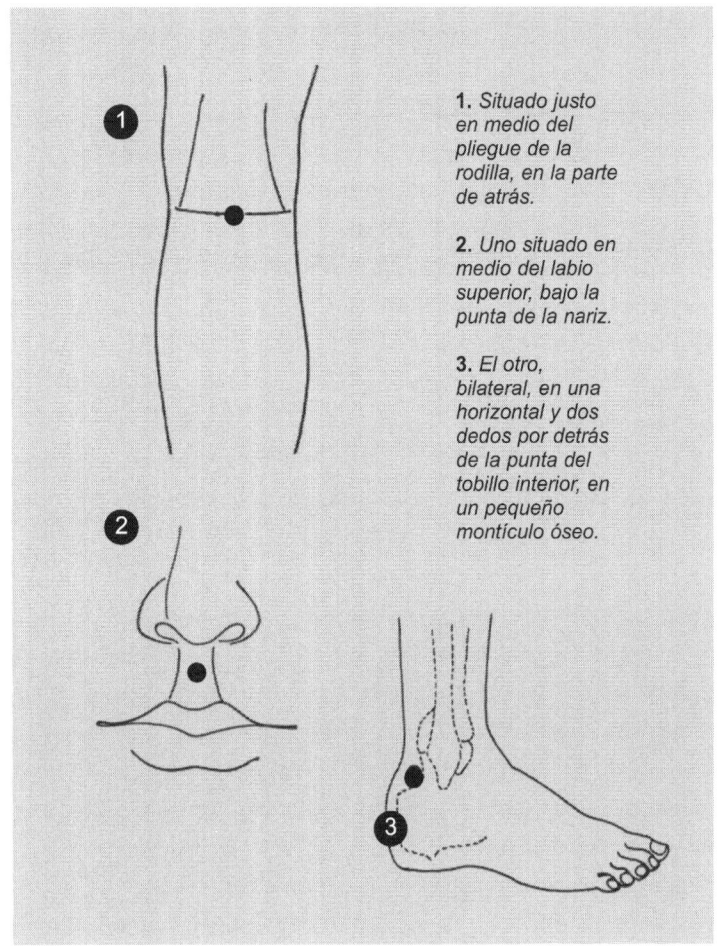

1. *Situado justo en medio del pliegue de la rodilla, en la parte de atrás.*

2. *Uno situado en medio del labio superior, bajo la punta de la nariz.*

3. *El otro, bilateral, en una horizontal y dos dedos por detrás de la punta del tobillo interior, en un pequeño montículo óseo.*

Dolor de cabeza

Definición: Cualquier dolor por encima del cuello es el que llamamos el conocido dolor de cabeza.
El dolor se presenta en diversas zonas y formas. Primero en diferentes zonas como en toda la cabeza, de la frente de las sienes, de la nuca, irradiado a los ojos, al cuello, etc. A continuación, en varias formas: dolor palpitante, abrasador, sordo o, en cambio, estridente. También se puede padecer con acompañamientos múltiples: nariz tapada, vértigo, pero sobre todo náuseas y vómitos, lo que está en la base de la noción del famoso ataque hepático, que, en realidad, nunca ha existido, pues es el hígado, o las vía biliares, lo que provoca el dolor de cabeza y no a la inversa. Pero entre todas estas formas, se impone una; es la migraña verdadera.
Este dolor afecta a un 25 por ciento de la población.
Normalmente proviene de un problema hereditario, que afecta a media cabeza (hemicranio), acompañado a menudo de trastorno de la visión (migraña oftálmica) y problemas digestivos que sobrevienen sin un ritmo preciso o con él (migrañas menstruales de la mujer).

Puntos a masajear

Masajear los puntos correspondientes muy fuertemente hasta la desaparición del dolor. Pero también se pueden utilizar, mañana y noche, varios minutos, para prevenir su aparición, por ejemplo en el momento de la menstruación.

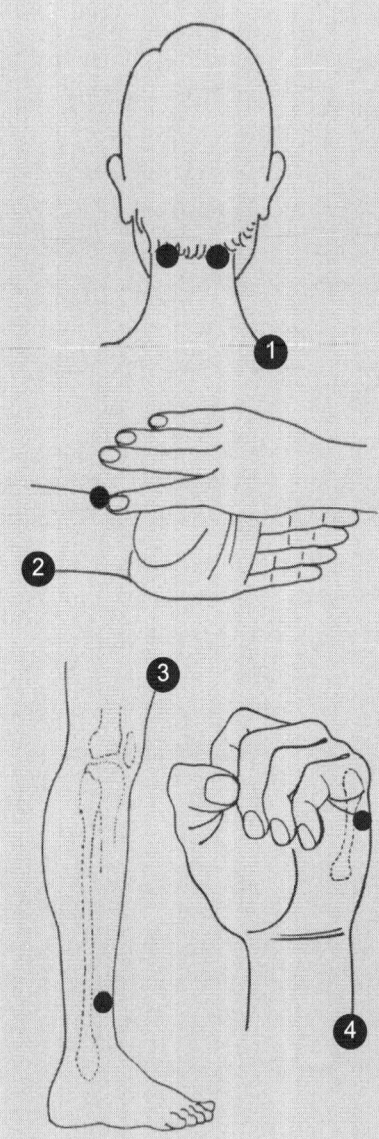

1. *Un punto que puede utilizarse en todos los casos: está situado detrás de la cabeza, a lo largo del reborde del occipucio, en una pequeña cavidad, a tres dedos del pabellón de la oreja. Masajearlo enérgicamente supone una sensación de adormecimiento que invade progresivamente toda la cabeza y expulsa el dolor.*

2. *Si se trata de la frente y las sienes, el punto asociado está situado en el lado del antebrazo, una mano por encima de la muñeca, allí donde late la arteria del pulso. Este punto tiene una acción cruzada: estimular el punto de la derecha si padeces del lado izquierdo y viceversa.*

3. *Si se trata de la parte alta de la cabeza, el punto asociado está situado en el lado exterior de la pantorrilla, una mano por encima de la punta del tobillo.*

4. *Si se trata de la nuca, el punto asociado está situado en el lado de la mano que prolonga el dedo meñique, al final de la línea de la vida. Este punto tiene una acción cruzada: mano izquierda para un dolor de nuca a la derecha y viceversa.*

Dolor de hombro

Definición: Es la irritación de un nervio que recorre el hombro y el brazo. En general, en este caso no hay limitación de movimientos, pero el dolor va del cuello a la mano, acompañado a menudo de punzadas, hormigueos, etc.

El dolor se manifiesta a lo largo del trayecto del nervio y afecta a todo el brazo, del codo a la mano. Éste se presenta en forma de un dolor nervioso, unas veces punzante y otras con sensación de hormigueo. Es importante localizar el trayecto exacto, pues el tratamiento depende de ello.

Puntos a masajear

Puesto que se trata de una enfermedad aguda, convendría estimular enérgicamente en el momento del dolor hasta su desaparición. Repetir tan a menudo como sea necesario.

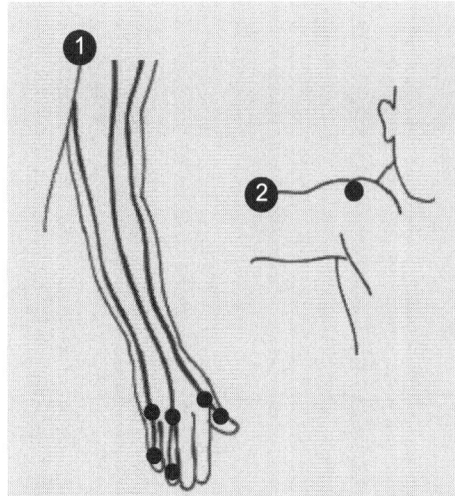

1. *Masajear el punto que se encuentra en el pulgar, otro en mitad del dorso de la mano y otro en el dedo meñique.*

2. *Debe estimularse en todos los casos; situado en la parte delantera del hombro, se encuentra en la cavidad que se forma cuando se levanta el brazo, con el pulgar levantado.*

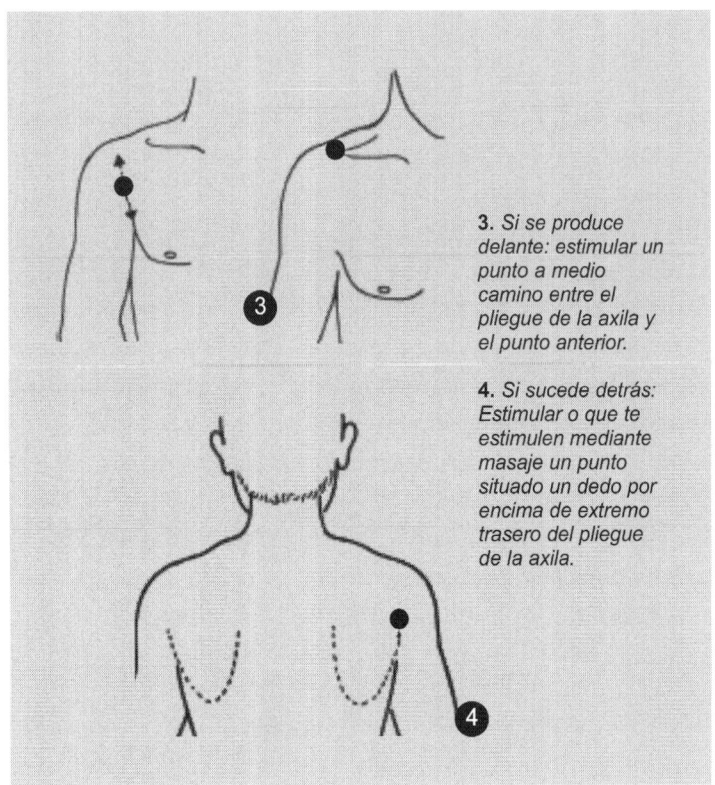

3. *Si se produce delante: estimular un punto a medio camino entre el pliegue de la axila y el punto anterior.*

4. *Si sucede detrás: Estimular o que te estimulen mediante masaje un punto situado un dedo por encima de extremo trasero del pliegue de la axila.*

Dolor de codo

Definición: Es conocido como todo dolor que afecta a estas articulaciones. En el codo hay cuatro unidades distintas: la propia articulación del codo, es decir, la coyuntura entre el húmero (hueso del brazo), el radio y el cúbito (huesos del antebrazo). Seguidamente, una segunda articulación entre los dos huesos del antebrazo, situada por debajo del pliegue del codo, en el lado «pulgar» del antebrazo.

Y, para terminar, hay dos falsas articulaciones que se hallan situadas al final del brazo, en dos especies de promontorios óseos que llevan los nombres de epitócleo (en el lado del dedo meñique) y epicóndilo (en el lado del pulgar).

Las lesiones del codo están provocadas por un esfuerzo violento en mala postura, por un esfuerzo reiterado o incluso por una irritación nerviosa de los nervios de la zona.

Puntos a masajear

Como en cualquier dolor, estimular enérgicamente hasta su desaparición mediante masaje. En la afección crónica, epicondilitis por ejemplo, dos o tres estimulaciones de varios minutos al día deben asociarse con la movilización de la articulación.

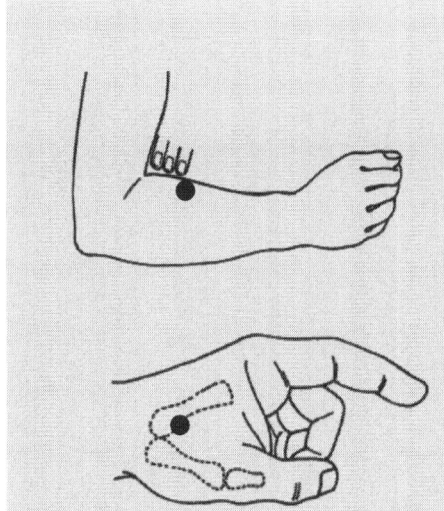

1. *Uno, tres dedos por debajo del anterior, en el borde del antebrazo.*

2. *El otro, en el dorso de la mano, en el ángulo que une el pulgar y el índice, contra el hueso que conduce a éste (segundo metacarpiano), en el ángulo de la cabeza y del cuerpo del hueso.*

Dolor de mano

Definición: La articulación de la mano une en total 15 huesos (los dos huesos del antebrazo: radio y cúbito; los ocho pequeños huesos del cuerpo; y los cinco metacarpianos que conducen a los cinco dedos).

Existen dos orígenes muy diferentes de dolor de mano:
Por un lado la artritis de la mano en que la articulación está afectada a menudo por una enfermedad inflamatoria como la poliartritis. Ésta provoca dolor, está hinchada y deformada.
Por otro lado, lo que se llama el *síndrome del túnel carpiano* que se traduce por dolores en la palma de la mano y sobre todo un entumecimiento, un hormigueo, a veces un escozor de la mano y de los dedos, particularmente durante la noche. La mujer con frecuencia padece esta afección durante la menopausia.

Puntos a masajear

Estimular según la regla habitual: en caso de dolor agudo, hasta la desaparición del dolor. Si el dolor es crónico, son necesarios de dos a tres masajes de varios minutos al día. Los masajes, en particular en el caso del síndrome del canal carpiano, deben ser profundos y prolongados hasta la obtención de una sensación de adormecimiento en la mano.

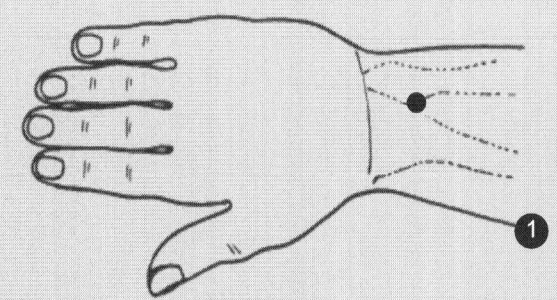

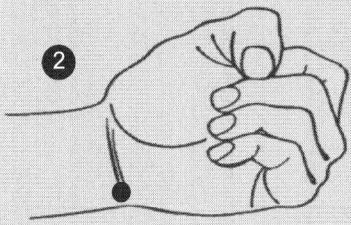

1. *El primero está situado en el dorso de la mano, dos dedos por encima del pliegue de la muñeca, entre los dos huesos del antebrazo.*

2. *El segundo, al final del pliegue de la muñeca, en el lado del meñique.*

3. *Debe añadirse un punto suplementario en el síndrome carpiano: éste se halla justo en medio del pliegue de la muñeca, en el lado palmar. Es preciso masajearlo muy fuerte y muy profundamente hasta el contacto con el hueso.*

Dolor de dedos

Definición: Son en primer lugar los traumatismos y las infecciones los que a menudo afectan a estas partes del cuerpo tan mal protegidas. Siempre dolorosas, estas afecciones son una molestia considerable en los movimientos tan numerosos de los dedos. Esta molestia aparece primero en los movimientos suaves, durante el desarrollo de actividades minuciosas (el punto, la escritura, etc.); a continuación, poco a poco, la mano pierde fuerza y deja escapar los objetos.

Puntos a masajear
Masajear enérgicamente en caso de dolor agudo hasta su desaparición. Estimular varios minutos, de dos a tres veces al día, en las afecciones crónicas.

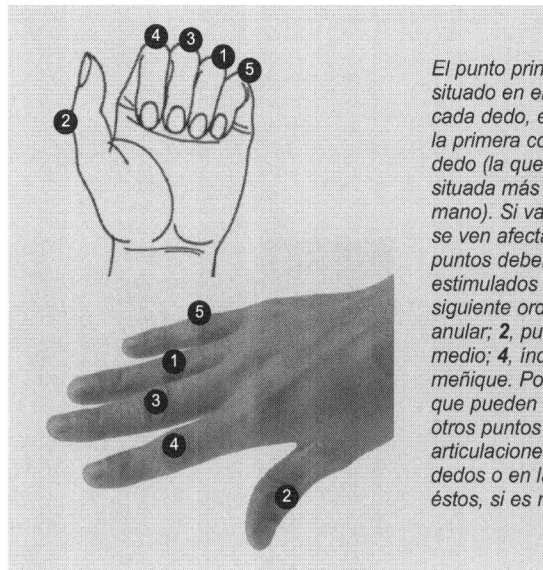

*El punto principal está situado en el dorso de cada dedo, en medio de la primera coyuntura del dedo (la que se halla situada más cerca de la mano). Si varios dedos se ven afectados, estos puntos deben ser estimulados en el siguiente orden: **1**, anular; **2**, pulgar; **3**, medio; **4**, índice; **5**, meñique. Por supuesto que pueden masajearse otros puntos en las otras articulaciones de los dedos o en la base de éstos, si es necesario.*

Dolor de espalda

Definición: Normalmente los padecen secretarias, pianistas, dentistas, todos aquellos que, en general, trabajan sentados e inclinados. A consecuencia de ello, estos dolores afectan a la parte de la columna vertebral comprendida entre la nuca y los lomos, «los riñones», en lenguaje corriente. Generalmente, es un dolor sordo que sobreviene por la noche tras horas de trabajo. También podemos padecer un dolor agudo que aparece bruscamente tras un esfuerzo violento (por ejemplo, levantar un mueble).

Puntos a masajear

En caso de dolor agudo, estimular enérgicamente hasta su desaparición. Para prevenir y aliviar el dolor de espalda crónico, estimular el punto unos diez minutos mañana y noche.

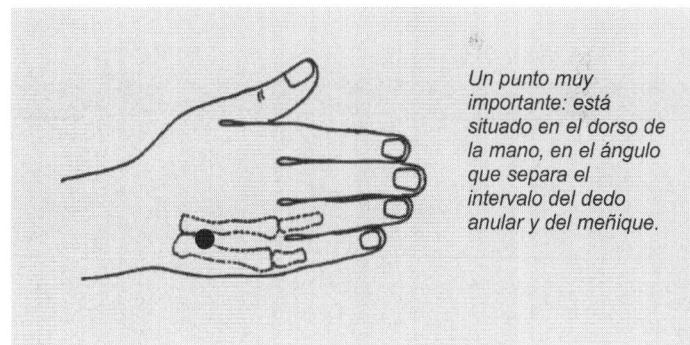

Un punto muy importante: está situado en el dorso de la mano, en el ángulo que separa el intervalo del dedo anular y del meñique.

Dolor de pecho

Definición: Se entiende como cualquier dolor que afecte al tórax, es decir, la parte del cuerpo comprendida entre el cuello y el vientre.

La simple punzada en el costado se debe a la contracción violenta del bazo, a raíz de un esfuerzo muscular. Pero el dolor de pecho tiene a menudo otro significado; éste puede tener como causa una afección del pulmón. A veces el corazón también puede ser el responsable, sobre todo su sistema circulatorio ya que su espasmo provoca la crisis de angina de pecho cuya forma típica es un dolor fuerte, que oprime con fuerza el tórax y desciende por el brazo izquierdo.

Puntos a masajear

Los puntos deben estimularse en el lado del dolor. La intensidad de la presión varía según la causa del dolor. La estimulación debe durar hasta la desaparición del dolor. Pero un masaje enérgico también puede ser eficaz. En el dolor crónico, convendría estimular varios minutos mañana y noche.

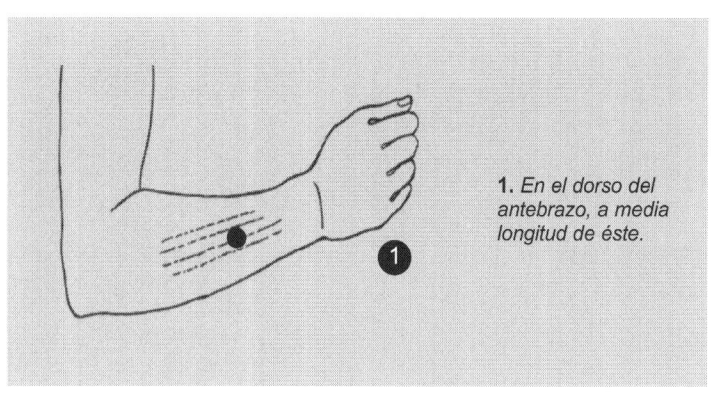

1. *En el dorso del antebrazo, a media longitud de éste.*

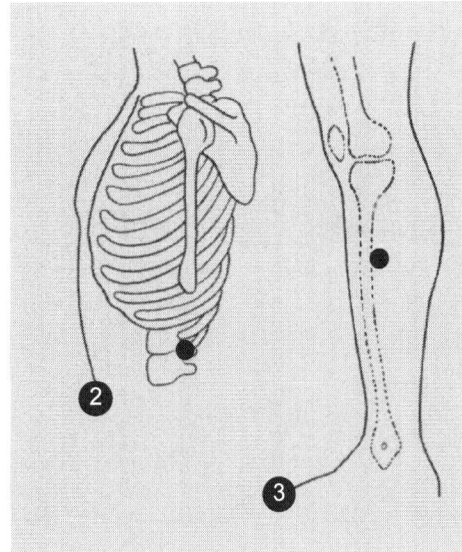

2. En la punta de la última costilla (decimosegunda), la costilla flotante. Se encuentra bordeando el reborde inferior del tórax.

3. El segundo, en el lado interior de la pierna, en el ángulo de la tibia, debajo de la rodilla.

Dolor de cara

Definición: Se trata de cualquier dolor que afecte al rostro. Todas las enfermedades de los dientes, de la nariz y de los senos paranasales pueden manifestarse con un dolor en el rostro. Pero la forma más específica del dolor de cara es la *neuralgia facial* relacionada con la afección del nervio trigémino. En la forma típica se trata de un relámpago doloroso, una auténtica sensación de dolor en la mejilla, las encías o la nariz. El dolor dura varios segundos. Éste impide que el enfermo pueda comer, lavarse los dientes e incluso hablar o reír. En otros casos, el dolor es menos intenso pero más continuo y a menudo va acompañado de un enrojecimiento de la cara. La mayoría de las veces, la causa resulta difícilmente determinable, siendo afectado el nervio a lo largo de su trayecto por una inflamación o un virus.

Puntos a masajear

Estos puntos resultan particularmente útiles en el transcurso de la zona dolorosa. Además, estimulados asiduamente varias veces al día, éstos espacian y atenúan las crisis. Por eso convendría practicar curas de estimulación de diez minutos, mañana y noche, quince días al mes.

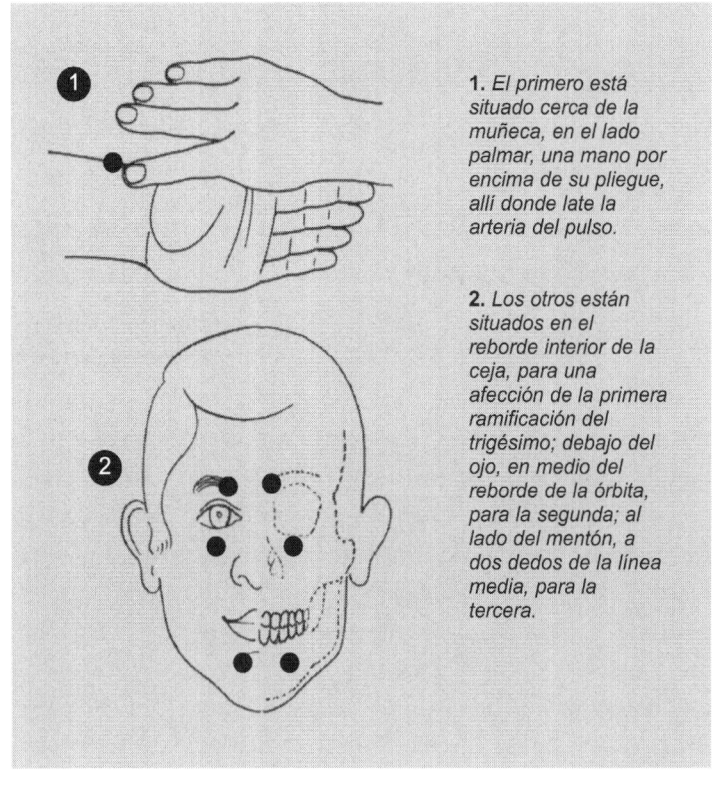

1. *El primero está situado cerca de la muñeca, en el lado palmar, una mano por encima de su pliegue, allí donde late la arteria del pulso.*

2. *Los otros están situados en el reborde interior de la ceja, para una afección de la primera ramificación del trigésimo; debajo del ojo, en medio del reborde de la órbita, para la segunda; al lado del mentón, a dos dedos de la línea media, para la tercera.*

Tortícolis y dolor de nuca

Definición: La tortícolis representa un incidente agudo de bloqueo de la nuca. El dolor de nuca también puede ser más o menos crónico. Aparece tras un movimiento en falso o simplemente al despertarnos. Debido a una mala postura, el cuello está tenso y ya no podemos girar la cabeza. Ésta está desviada, bloqueada y a veces incluso todo movimiento resulta imposible.

En la mayoría de los casos, el dolor lo causa el desplazamiento de una o varias vértebras (tras un choque o una mala postura repetida, las vértebras se desplazan una sobre otra bloqueando los nervios que pasan entre ellas).

De este dolor pueden sobrevenir vértigos: el desplazamiento cervical es la causa más frecuente de vértigo, puesto que la arteria vertebral que va al cerebelo, centro del equilibrio, pasa a través de las vértebras y por lo tanto puede ser pellizcada por su culpa.

Puntos a masajear

Como en todas las afecciones agudas, cuando se trata de una tortícolis, estimular enérgicamente hasta la desaparición del dolor y repetir tantas veces como sea necesario. En el dolor crónico, convendría estimular los puntos cinco minutos de dos a tres veces al día.

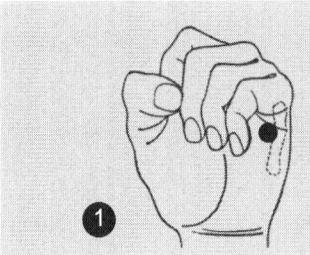

1. *El punto principal está situado en el borde de la mano que prolonga el dedo pequeño, en prolongación de la línea del corazón contra el hueso llamado "quinto metacarpiano".*

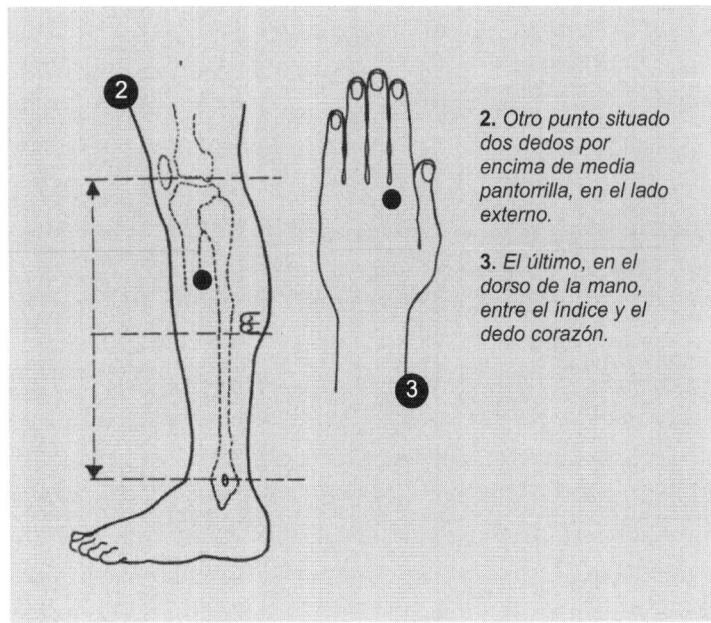

2. Otro punto situado dos dedos por encima de media pantorrilla, en el lado externo.

3. El último, en el dorso de la mano, entre el índice y el dedo corazón.

Tendinitis

Definición: Es la inflamación a nivel de los tendones, de las fundas tendinosas situadas en las proximidades de una articulación. Se manifiesta en ocasión de sobrefatigas deportivas, profesionales o con motivo de un traumatismo o de obesidad. Esta inflamación provoca dolores, apreciándose una tumefacción local con manchas rojas, y limita las posibilidades de movimiento de la articulación.

Puntos a masajear

En cualquier tendinitis debe masajearse un punto de energía de base, pues en medicina energética éste representa el punto de

Reunión de los tendones y de los músculos que permite tonificar el sistema tendinoso del cuerpo. Masajear el punto, mediante presión circular fuerte, mañana y noche, durante dos a tres minutos, en ambos lados.

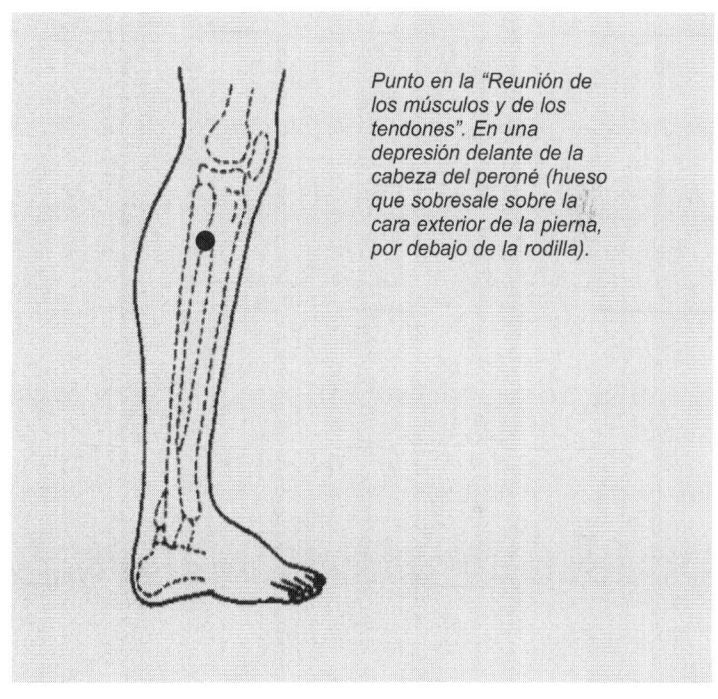

Punto en la "Reunión de los músculos y de los tendones". En una depresión delante de la cabeza del peroné (hueso que sobresale sobre la cara exterior de la pierna, por debajo de la rodilla).

Dolencias de los sentidos

Conjuntivitis

Definición: Conocida como todas las inflamaciones de la conjuntiva, es decir, la membrana externa del ojo, la que está en contacto con el aire.

Existen dos tipos principales:

- Una cuando el ojo se vuelve rojo que es el síntoma más básico.
- Cuando el ojo supura una secreción amarillenta o verdosa. La luz no suele molestar mucho a quien padece conjuntivitis, por lo que el ojo no se cierra bajo el efecto de la luz.

Son tres las causas principales:

- Por infección por microbios.
- Por la alergia; éste es un origen muy frecuente. La conjuntivitis alérgica sobreviene a menudo, pero no siempre, en primavera y va acompañada en ocasiones de fiebre.
- Por la afección vírica que es la más frecuente, y en particular el herpes: el virus que normalmente aparece en los labios en muchas enfermedades, afecta cada vez más a menudo a la conjuntiva y puede comportar graves daños.

Puntos a masajear

En los casos agudos, puede bastar una estimulación intensa pero corta (varios minutos). Cuando se trata de una conjuntivitis reiterada o perseverante, convendría, en cambio, repetir las estimulaciones de dos a tres veces al día.

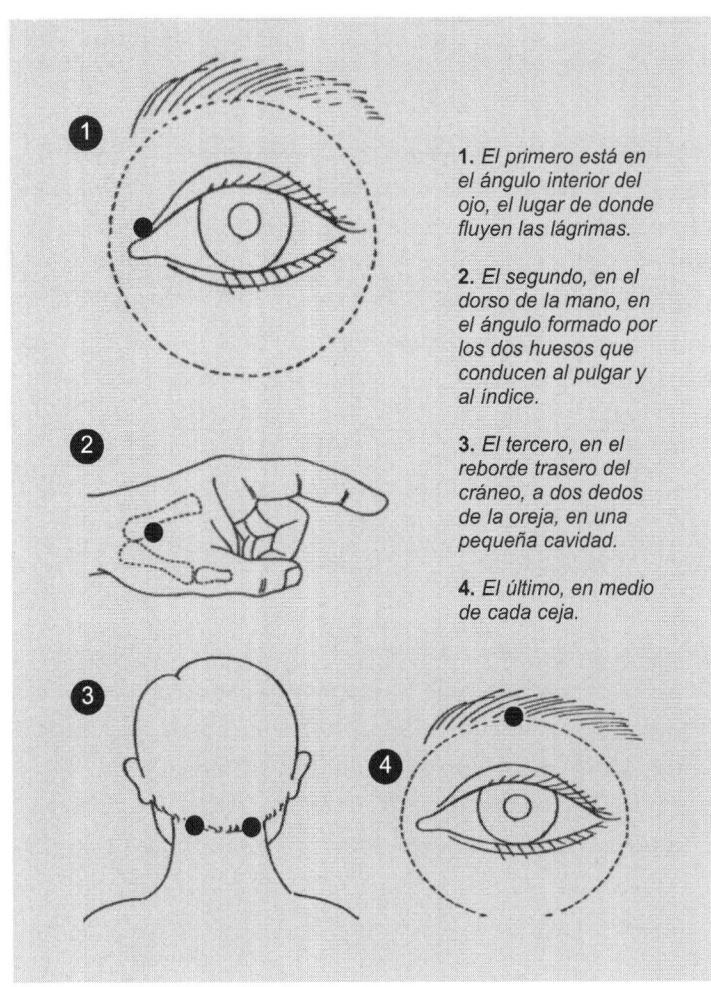

1. *El primero está en el ángulo interior del ojo, el lugar de donde fluyen las lágrimas.*

2. *El segundo, en el dorso de la mano, en el ángulo formado por los dos huesos que conducen al pulgar y al índice.*

3. *El tercero, en el reborde trasero del cráneo, a dos dedos de la oreja, en una pequeña cavidad.*

4. *El último, en medio de cada ceja.*

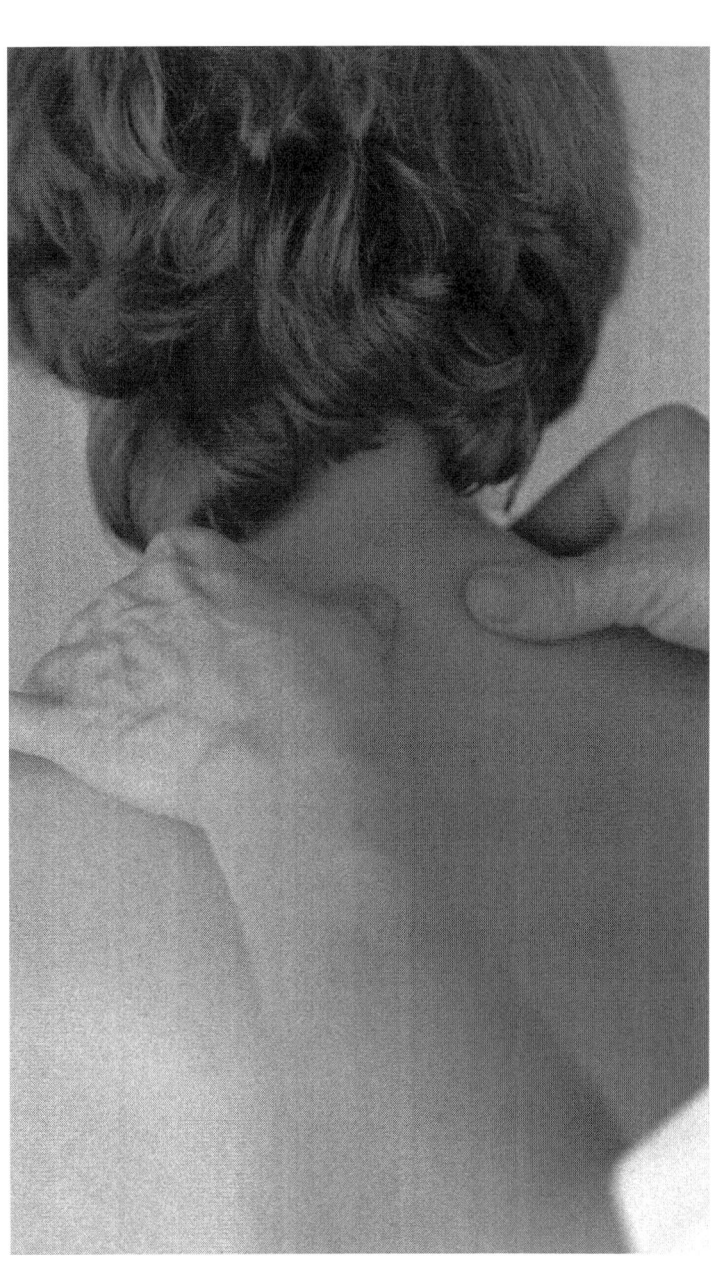

Catarro nasal

Definición: Representa la inflamación de la mucosa de las fosas nasales. Empieza bruscamente con un escozor en la nariz y la garganta, estornudos reiterados, obstrucción nasal y a continuación secreción de un fluido, primero incoloro y luego cada vez más amarillo o verde. Además, el catarro afecta a otros órganos. A menudo, produce lagrimeo, los oídos se taponan; a veces, el catarro cae sobre el pecho, es decir, provoca una bronquitis. Pero la persona que lo padece se acostumbra a recuperar en ocho o diez días.

Son un gran número de causas las que favorecen estas infecciones y contagios: el clima húmedo, contaminado, el tabaco, el hacinamiento (epidemias en las guarderías infantiles, en las escuelas, en las oficinas, etc.) son las causas más frecuentes. Hay que añadir también la alergia, es decir, la sensibilidad al polvo, a los microbios, a los productos químicos y, entre éstos, sobre todo a los medicamentos, en particular a las gotas nasales.
Por último, se ha creado un círculo vicioso: infección-alergia-infección. El enfermo está resfriado continuamente, y sus mucosas, inflamadas permanentemente, se ensanchan, obstruyendo de este modo la vías respiratorias.

Puntos a masajear

Estimular intensamente (de cinco a seis minutos) los tres primeros puntos para detenerlo.
Una vez instalado el catarro, y con mayor motivo en las rinitis crónicas, convendría repetir las estimulaciones de dos a tres minutos, mañana y noche, para obtener un resultado y aliviar la molestia nasal.

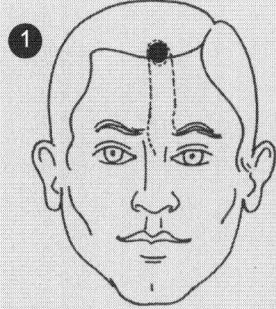

1. *El primero está situado en la frente, en medio de ésta, detrás del nacimiento del cabello (colocando la raíz del índice en la base de la nariz, el extremo del dedo alcanza el punto situado en una pequeña cavidad de la frente).*

2. *El segundo está situado a uno y otro lado de la nariz, en la unión de la ventana nasal y el labio superior.*

3. *El tercero está situado en la nuca, en la espina dorsal, bajo el saliente de la primera vértebra, perceptible al descender a lo largo de ésta.*

4. *El último está en lo alto de la nariz, exactamente bajo el montículo óseo situado a este nivel (glabela).*

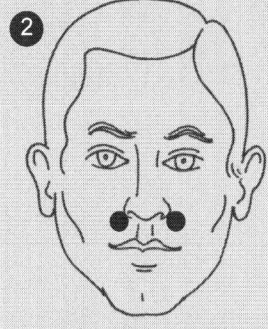

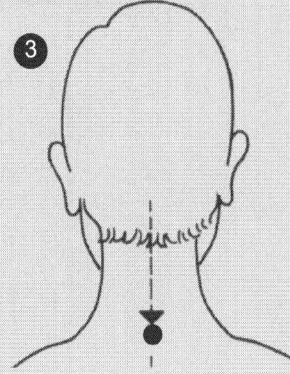

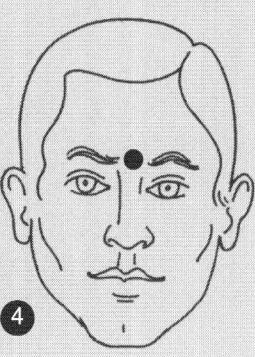

Zumbidos en los oídos

Definición: Se llama zumbidos en los oídos a la percepción de ruidos persistentes en los oídos que no tienen una realidad objetiva.
Pueden ser de diferentes tipos: quien lo padece puede escuchar ruidos metálicos, estallidos, el correr del agua, etc. Pero la mayoría de las veces se trata de un zumbido o un silbido que se asemeja al ruido de un hervidor en el fuego o de una olla a presión. El ruido puede ser continuo o no, generalmente va acompañado de una pérdida de audición y a veces de mareos.
Los zumbidos pueden aparecer bruscamente, tras un episodio de vértigo, por ejemplo.

No se conocen con exactitud todas las causas de los zumbidos. Se sabe que se trata de una irritación del nervio auditivo. Pero esta irritación puede darse en los nervios mismos o bien en los medios líquidos del oído: laberinto y canales semicirculares. A veces se puede dar por el al ataque de un virus o por una congestión del nervio o por un pequeño coágulo a la altura de las arterias que lo alimentan. Normalmente los zumbidos aparecen tras traumatismos sonoros, agudos o reiterados (trabajadores en motores de reacción, apisonadoras, etc.).

Puntos a masajear

La estimulación del primer punto señalado se realiza presionando enérgicamente sobre la piel. Como se trata de una afección crónica, convendría repetir las estimulaciones durante varios minutos, de dos a tres veces al día.

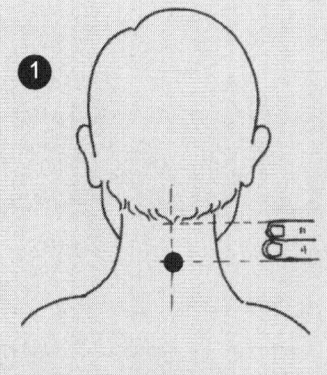

1. *El primero, está situado a dos dedos por debajo del reborde del cráneo, sobre la línea media.*

2. *El segundo, en la punta del hueso mastoideo, detrás del pabellón de la oreja.*

3. *El último, en el dorso del pie, entre el dedo gordo y su vecino; el segundo, detrás del tobillo interior, por encima del hueso calcáneo.*

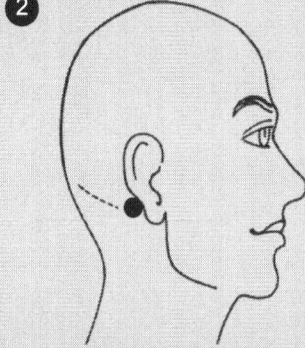

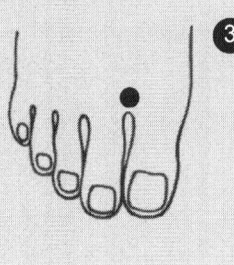
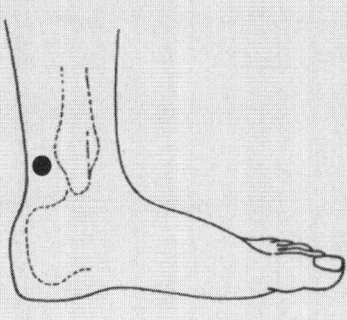

Vértigo

Definición: Es una sensación con la impresión de dar vueltas en medio de objetos inmóviles, o de ver objetos inmóviles dar vueltas alrededor de uno mismo. Quien lo padece siente una inestabilidad pasajera, que puede producirse con el cambio de postura, cuando el enfermo se levanta bruscamente o gira la cabeza de repente.

El vértigo proviene o del oído o de la columna vertebral. El primero es un fuerte vértigo que aparece de forma brusca acompañado de zumbidos en los oídos y de sordera. La cabeza da vueltas sea cual sea su postura e incluso cuando el enfermo permanece rigurosamente inmóvil. Estos fuertes vértigos van acompañados de náuseas, de vómitos y de un insoportable malestar.

En cambio, el vértigo de la columna vertebral se produce cuando la arteria vertebral que lleva la sangre al cerebelo, se obstruye y no deja pasar la sangre. En esta fracción de segundos que no llega la sangre al cerebelo tenemos la impresión de pérdida del equilibrio.

También se produce cuando la propia columna tiene vértebras desplazadas o deformadas por la artrosis.

Por último, pueden sobrevenir vértigos o pseudovértigos cuando la tensión es demasiado baja o en caso de una anemia importante.

Puntos a masajear

Para el vértigo del oído conviene estimular los puntos principales detenidamente, de diez a treinta minutos, varias veces al día. En cambio, para el vértigo vertebral una estimulación de dos a tres minutos, dos o tres veces al día, es suficiente.

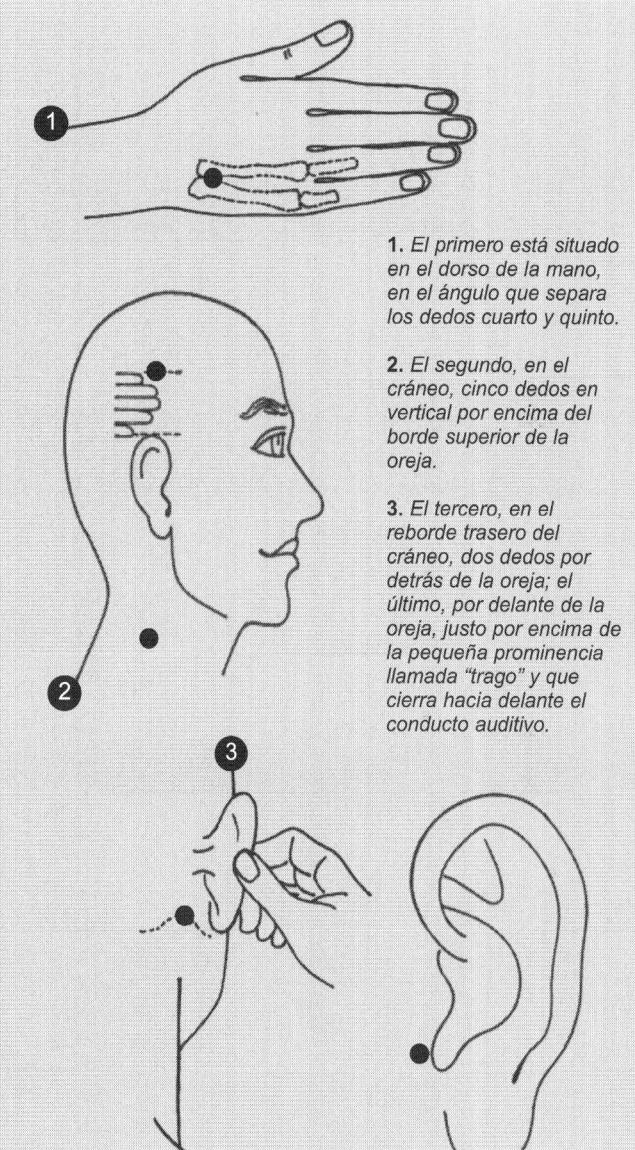

1. El primero está situado en el dorso de la mano, en el ángulo que separa los dedos cuarto y quinto.

2. El segundo, en el cráneo, cinco dedos en vertical por encima del borde superior de la oreja.

3. El tercero, en el reborde trasero del cráneo, dos dedos por detrás de la oreja; el último, por delante de la oreja, justo por encima de la pequeña prominencia llamada "trago" y que cierra hacia delante el conducto auditivo.

Gripe

Definición: El término gripe engloba todas las infecciones de nariz y de garganta, provocadas por otros virus pero muy pocas veces se puede descubrir el virus responsable de la gripe.
En la medicina china se conocen dos formas distintas de padecer la gripe:

- La *forma fría* o de invasión, con escalofríos, dolor de cabeza, escozor de la garganta y nariz taponada.
- La *forma caliente,* con rojez de cara, sudores, fiebre elevada y tos.

Puntos a masajear

En la forma fría o de invasión, estimular lo más pronto posible los puntos, cada hora de forma enérgica.
En la forma caliente ya amainada, estimular los puntos de dos a tres veces al día. Una estimulación realizada a tiempo debe detener en seco la evolución de una gripe.

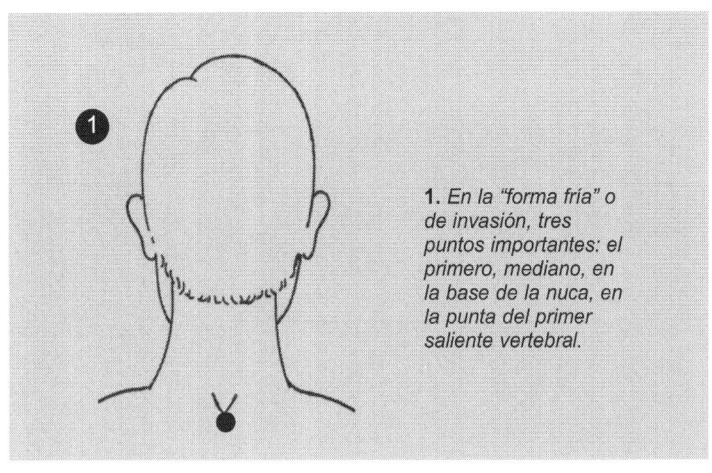

1. *En la "forma fría" o de invasión, tres puntos importantes: el primero, mediano, en la base de la nuca, en la punta del primer saliente vertebral.*

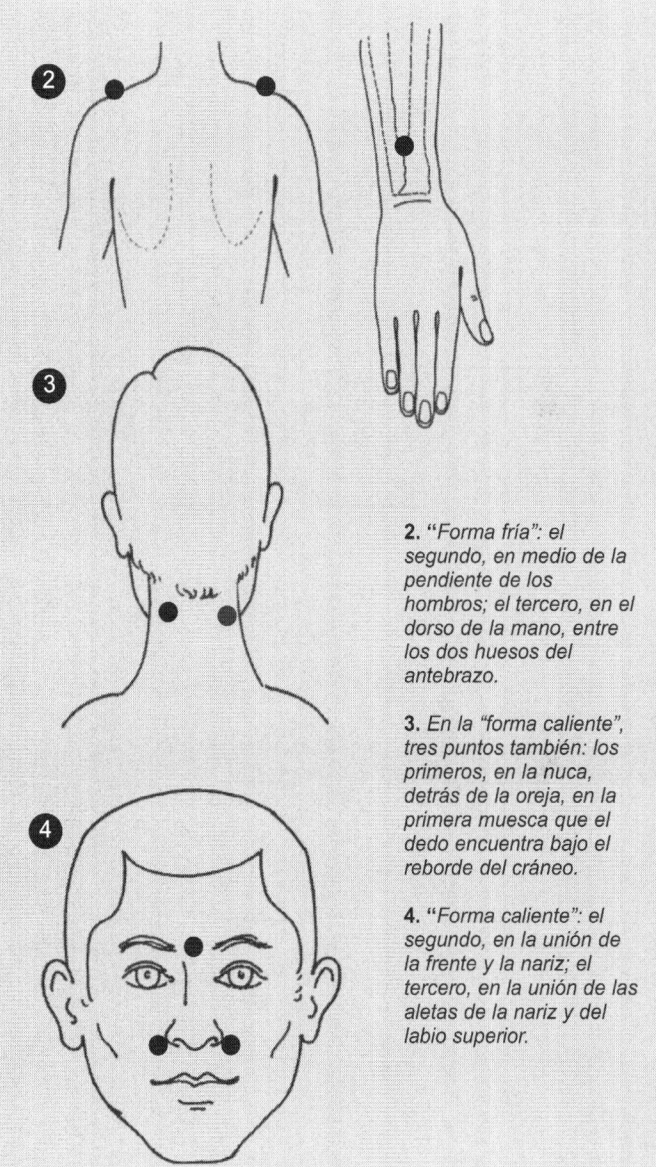

2. *"Forma fría":* el segundo, en medio de la pendiente de los hombros; el tercero, en el dorso de la mano, entre los dos huesos del antebrazo.

3. *En la "forma caliente",* tres puntos también: los primeros, en la nuca, detrás de la oreja, en la primera muesca que el dedo encuentra bajo el reborde del cráneo.

4. *"Forma caliente":* el segundo, en la unión de la frente y la nariz; el tercero, en la unión de las aletas de la nariz y del labio superior.

Molestias respiratorias

Asma

Definición: Enfermedad de los bronquios, caracterizada esencialmente por crisis de dificultad respiratoria, marcadas en la expulsión del aire aspirado. El asma aparece normalmente por la noche. Cuando el enfermo está durmiendo se despierta debido a un ataque de tos seguido y siente que le falta el aire, que se ahoga. Su cuello está hinchado, sus ojos desorbitados, y su pecho abombado. Al cabo de un tiempo más o menos largo, la crisis se calma.

Hay personas que padecen un asma menos violento pero más continuo. Es el asma *antiguo*, llamado *asma con disnea continua.*

Hay diferentes tipos de asma, el asma que proviene de alergias, es decir, debidas a una sensibilidad particular del sujeto a una sustancia ajena (polvo, granos de polen, perfume). El asma infeccioso provocado por infecciones bronquíticas y el asma producido por causas psicológicas que evolucionan en un terreno particular.

Puntos a masajear

En la crisis de asma, estimular los puntos principales hasta la desaparición de la crisis. El masaje debe ser, en este caso, particularmente enérgico.

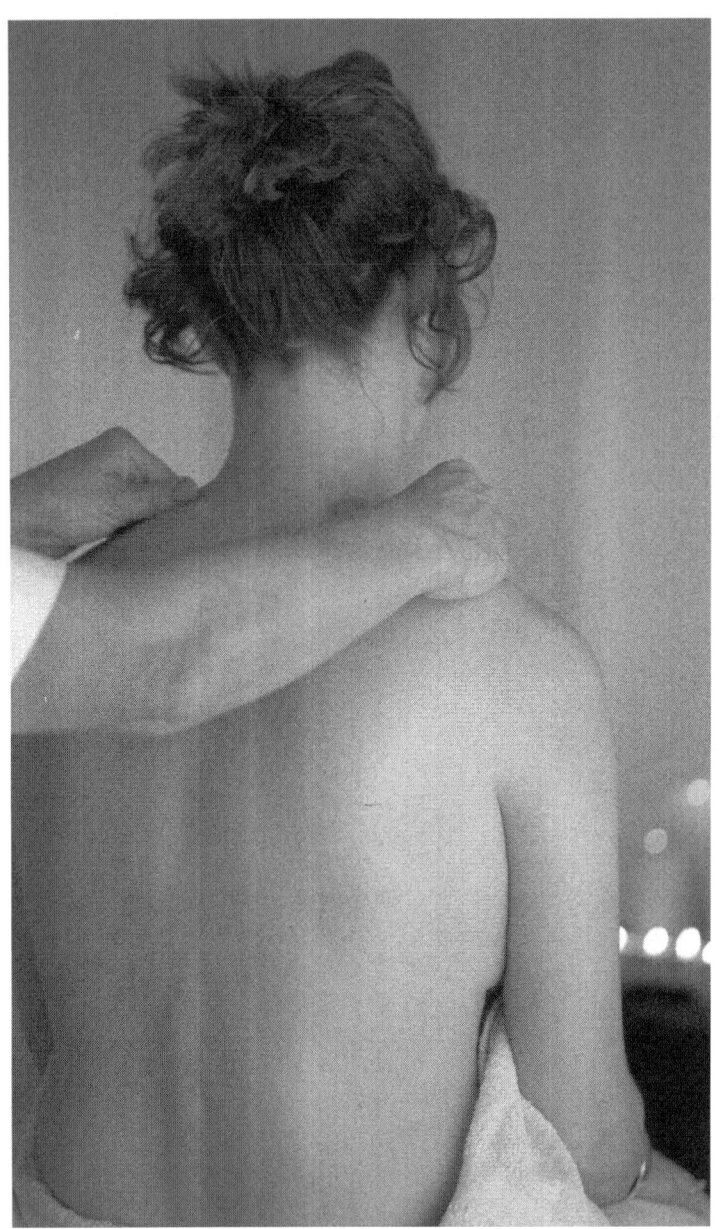

Para tratar la enfermedad asmática, estimular dos o tres veces al día durante cinco minutos los diferentes puntos, o utilizar una estimulación continua.

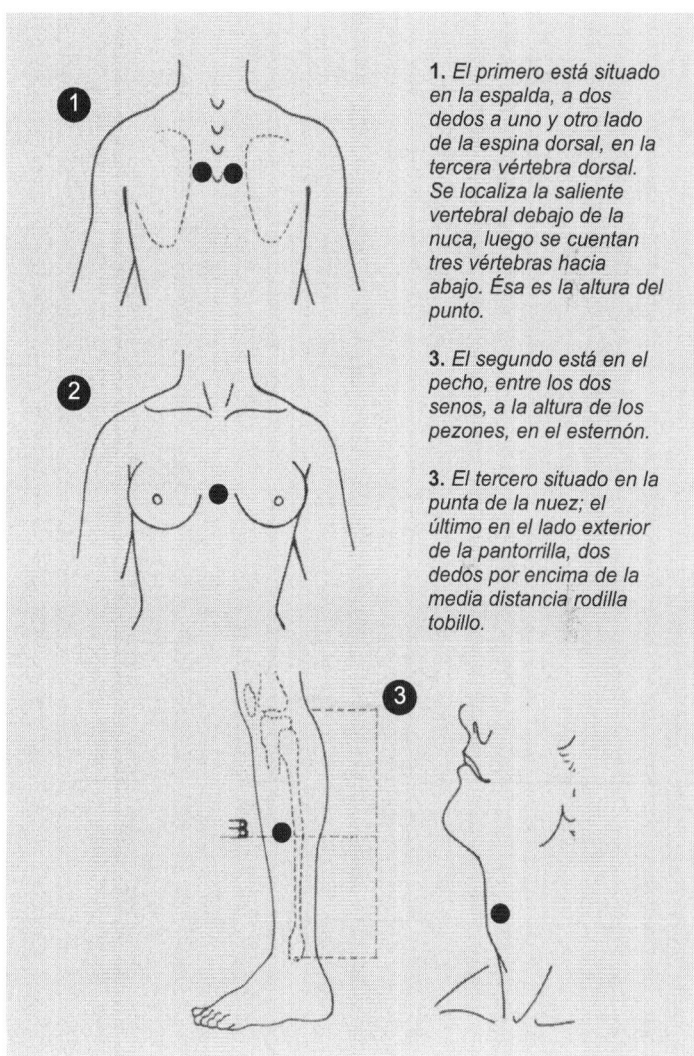

1. El primero está situado en la espalda, a dos dedos a uno y otro lado de la espina dorsal, en la tercera vértebra dorsal. Se localiza la saliente vertebral debajo de la nuca, luego se cuentan tres vértebras hacia abajo. Ésa es la altura del punto.

3. El segundo está en el pecho, entre los dos senos, a la altura de los pezones, en el esternón.

3. El tercero situado en la punta de la nuez; el último en el lado exterior de la pantorrilla, dos dedos por encima de la media distancia rodilla tobillo.

Tos

Definición: La tos se define por la aparición de una o varias sacudidas respiratorias. Pero la tos no es más que un síntoma y es preciso encontrar su causa.

La tos se manifiesta de diferentes formas: tos intermitente, espasmódica, tosferínica, porque es la que se da en la tos ferina con su reanudación inspiratoria.

Hay toses productivas y otras que no, toses secas o húmedas. Las causas son múltiples: pulmonares, cardíacas, nerviosas, etc. La estimulación de los puntos resulta realmente útil ya que calma la tos cuando es necesario.

Puntos a masajear

En caso de ataque de tos, masajear enérgicamente los puntos principales hasta que ésta se interrumpa. Los chinos estimulan el primer punto señalado muy profundamente.

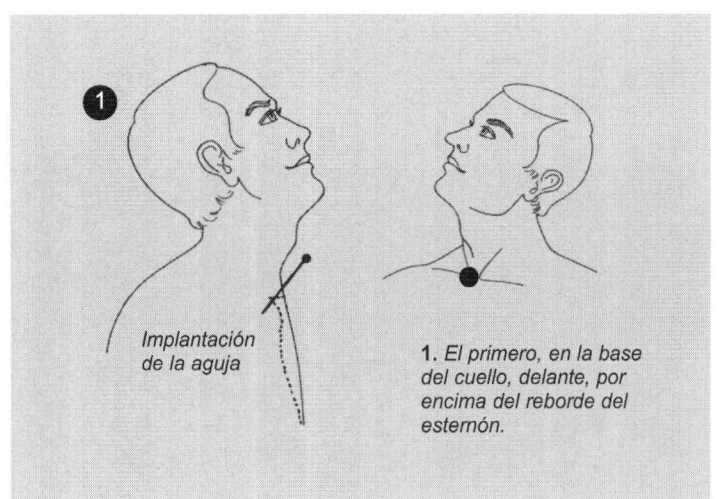

Implantación de la aguja

1. *El primero, en la base del cuello, delante, por encima del reborde del esternón.*

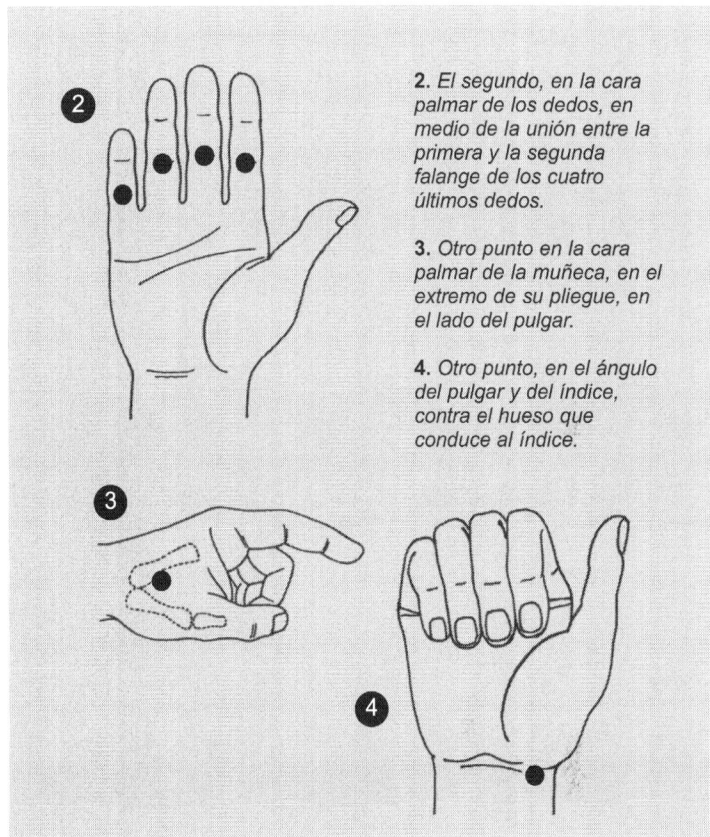

2. El segundo, en la cara palmar de los dedos, en medio de la unión entre la primera y la segunda falange de los cuatro últimos dedos.

3. Otro punto en la cara palmar de la muñeca, en el extremo de su pliegue, en el lado del pulgar.

4. Otro punto, en el ángulo del pulgar y del índice, contra el hueso que conduce al índice.

Anginas

Definición: En el lenguaje corriente, la angina es la inflamación de la garganta. Pero ésta abarca toda una serie de zonas: el velo del paladar, la faringe y las amígdalas. Por lo tanto, la inflamación del total o de una parte de estas zonas es lo que constituye la angina. Se trata de una inflamación en la entrada del organismo, en el cruce de las vías respiratorias y digestivas.

El síntoma más evidente es el dolor de garganta, sensación de quemazón, de punzadas y a veces molesto para la alimentación. Está asociado con un malestar general y fiebre elevada. Las anginas se clasifican en rojas o blancas, dependiendo de cada caso y casi todas se deben a los microbios de la boca. La angina con ampollas blancas que invade los bronquios y el esófago es viral.

Puntos a masajear

Masajear con el dedo los dos puntos principales hasta que una sensación de adormecimiento sustituya el dolor de la garganta. Repetir estos masajes de dos a tres veces al día, con media hora de intervalo. La angina aguda debe desaparecer durante el día. De lo contrario, consultar al médico.

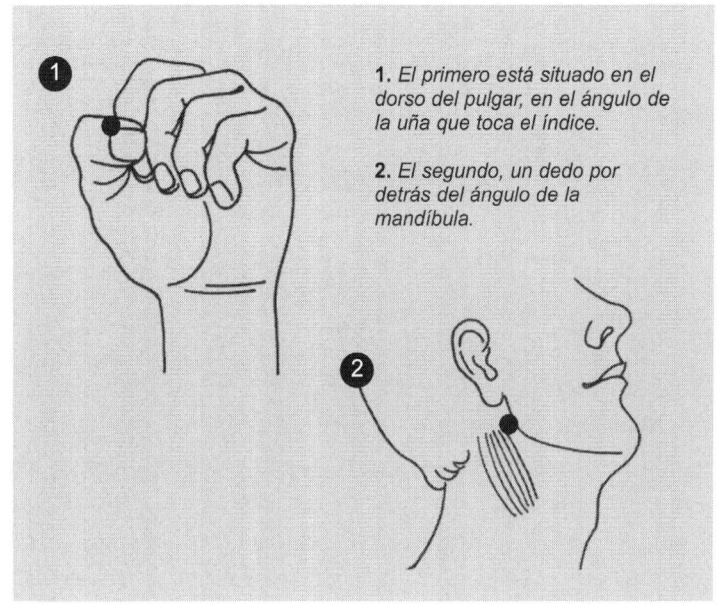

1. *El primero está situado en el dorso del pulgar, en el ángulo de la uña que toca el índice.*

2. *El segundo, un dedo por detrás del ángulo de la mandíbula.*

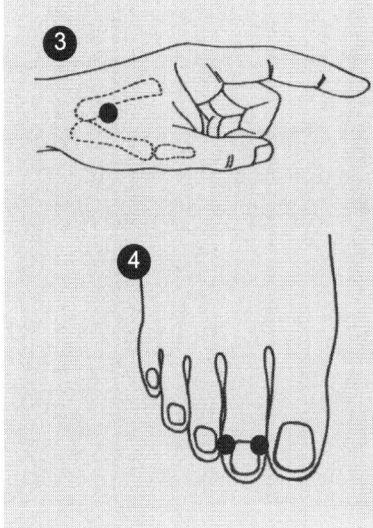

3. *Otro, en el dorso de la mano, en el ángulo de los huesos que van al pulgar y al índice.*

4. *El último, en el extremo del segundo dedo del pie, en el lado que mira al exterior, en el ángulo de la uña del dedo.*

Bronquitis

Definición: La bronquitis es una inflamación de las vías aéreas bajas. Sucede cuando los bronquios, situados entre los pulmones, se inflaman a causa de una infección o por alguna otra causa. Según su duración y etiología, se distingue entre *bronquitis aguda*, de corta duración, y *bronquitis crónica*, de larga duración y con recidivas frecuentes.

La *bronquitis aguda* es la que todo el mundo padece más o menos en invierno. Tras un catarro o una gripe banal, sube la fiebre, la respiración se vuelve difícil y como urente, luego la tos se instala trayendo los diferentes tipos de expectoraciones descritas con anterioridad. Y, normalmente, con tratamiento o sin él, el enfermo evoluciona en dos o tres semanas hacia la curación, sin que la enfermedad deje secuela alguna tras de sí.

La *bronquitis crónica*. En este caso, la tos empieza en otoño y en realidad ya no cesa nunca. Persiste una expectoración más o menos abundante, después la enfermedad recidiva, la fiebre y la tos se reavivan de nuevo, las expectoraciones se vuelven purulentas, y el enfermo se pasa todo el invierno de recaída en recaída. No se trata de una indisposición molesta, sino de una enfermedad muy grave, y actualmente una de las causas más importantes de mortalidad.

Puntos a masajear

En las *bronquitis agudas*, es aconsejable una estimulación enérgica con el dedo cada media hora o cada hora, lo más pronto posible tras el inicio de la enfermedad. En las *bronquitis crónicas*, hay que recurrir a las estimulaciones reiteradas, uno o dos minutos, dos o tres veces al día, o mejor a una estimulación permanente.

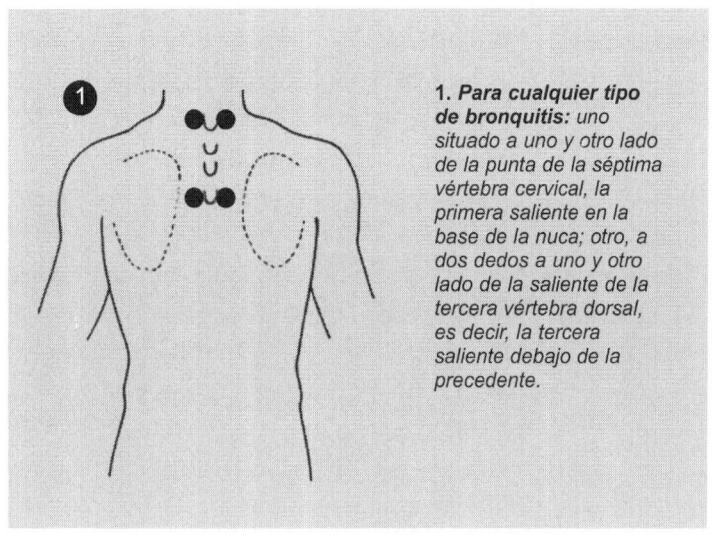

1. *Para cualquier tipo de bronquitis:* *uno situado a uno y otro lado de la punta de la séptima vértebra cervical, la primera saliente en la base de la nuca; otro, a dos dedos a uno y otro lado de la saliente de la tercera vértebra dorsal, es decir, la tercera saliente debajo de la precedente.*

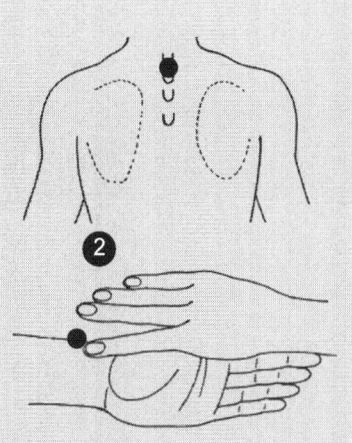

2. En las "bronquitis agudas": debajo de la saliente de la séptima cervical y en el antebrazo (allí donde late el pulso), una mano por encima del pliegue de la muñeca.

3. En las "bronquitis crónicas": uno, en el ángulo formado por la prolongación del pulgar y del índice, en el dorso de la mano.

4. El segundo, en la cara exterior de la pantorrilla, dos dedos por encima del centro de la línea rodilla-tobillo.

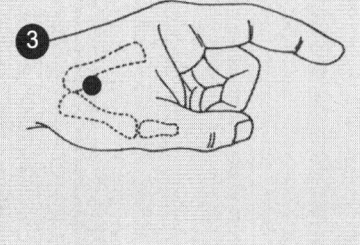

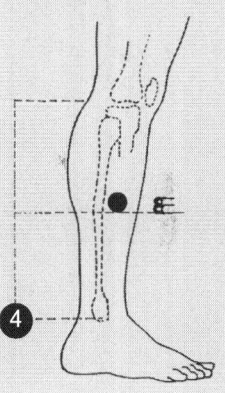

Problemas de piel

Herpes

Definición: La característica común de esta enfermedad es la aparición de ampollas en la piel.
Existen dos tipos de herpes, el herpes zóster y el herpes simple:
El *herpes zóster* se manifiesta a lo largo de un nervio y se traduce por la aparición de auténticos ramos de pequeñas ampollas que surgen de placas rojas situadas de modo disperso en el trayecto del nervio. Esta erupción va acompañada de fiebre y de violentos dolores semejantes a un escozor, una picadura, una punzada, etc. Este tipo de herpes puede salir en cualquier zona del cuerpo, pero con la característica de ser estrictamente unilateral. El herpes zóster aparece a la derecha o a la izquierda del cuerpo, pero no a ambos lados a la vez.
El *herpes simple* es un herpes zóster en pequeño. Suele aparecer cuando el enfermo tiene fiebre o en la mujer cuando tiene la menstruación y siempre en el mismo lugar: labios, nariz, nalgas...

Puntos a masajear
Hay que ser enérgico y estimular los puntos mediante un masaje prolongado de media hora.

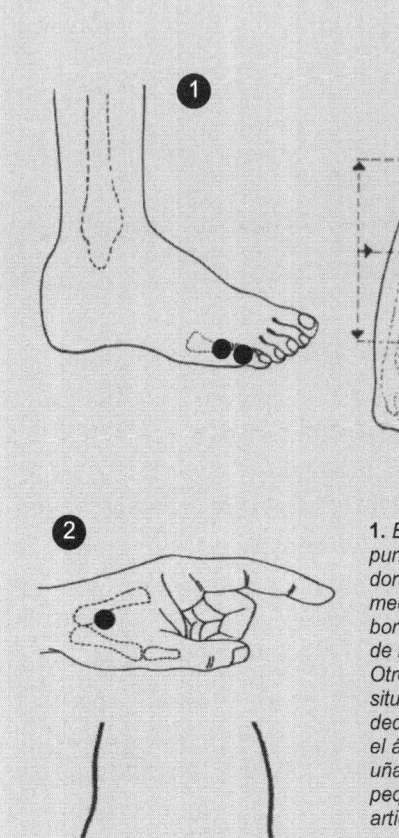

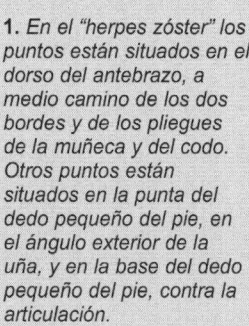

1. *En el "herpes zóster" los puntos están situados en el dorso del antebrazo, a medio camino de los dos bordes y de los pliegues de la muñeca y del codo. Otros puntos están situados en la punta del dedo pequeño del pie, en el ángulo exterior de la uña, y en la base del dedo pequeño del pie, contra la articulación.*

2. *En el "herpes zóster oftálmico" (o el herpes de ojo): un punto en el dorso de la mano, en la prolongación del pulgar y del índice; el otro, en la punta del segundo dedo del pie, en el ángulo exterior de la uña.*

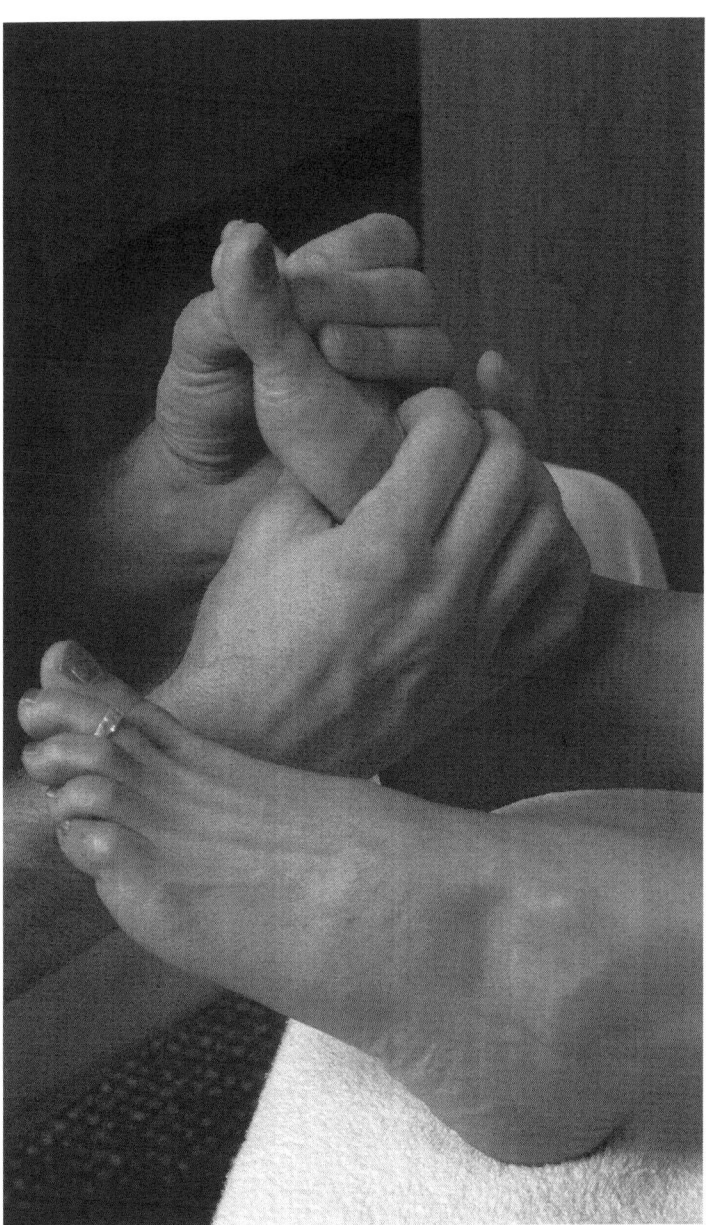

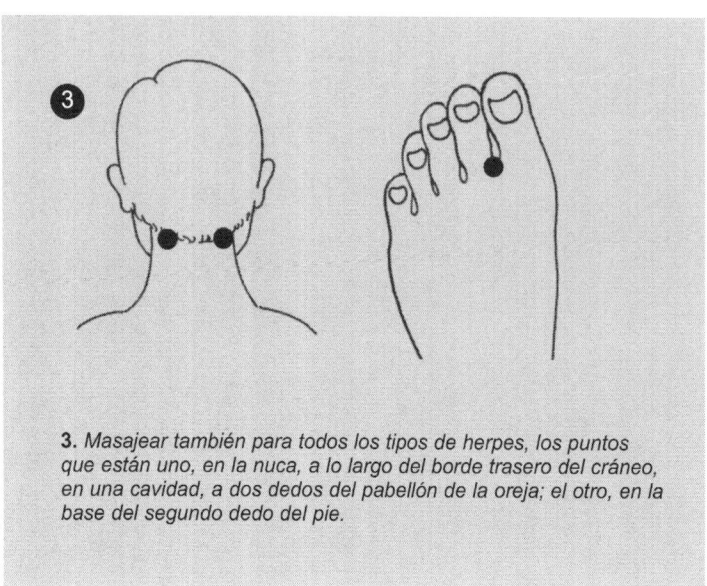

3. Masajear también para todos los tipos de herpes, los puntos que están uno, en la nuca, a lo largo del borde trasero del cráneo, en una cavidad, a dos dedos del pabellón de la oreja; el otro, en la base del segundo dedo del pie.

Eccema

Definición: Enfermedad de la piel caracterizada por una erupción roja permanente, generalmente recubierta de ampollas minúsculas llamadas *vesículas*, y caracterizada también por picores atroces.

Hay dos grandes variedades de eccema. El *eccema alérgico*, el más conocido y el más frecuente. La piel se vuelve sensible a algo, la mayoría de las veces se trata de una sustancia química: el cemento, los productos de limpieza, el cuero, el caucho, el maquillaje (sombra de ojos, pintauñas, etc.), una sustancia vegetal o animal (ciertas hierbas, pelos de gato, etc.). A menudo, la afección es localizada en manos y cara.

El *eccema atópico*: se adquiere al nacer y aparece en el bebé en los primeros meses de vida. Sus causan son complejas; la mayoría de las veces es hereditario.

Puntos a masajear

Estimular enérgicamente varios minutos cuando se trate de una erupción aguda. Repetirlo tanto como sea necesario. En cambio, utilizar los masajes varias veces al día en caso de erupción crónica.

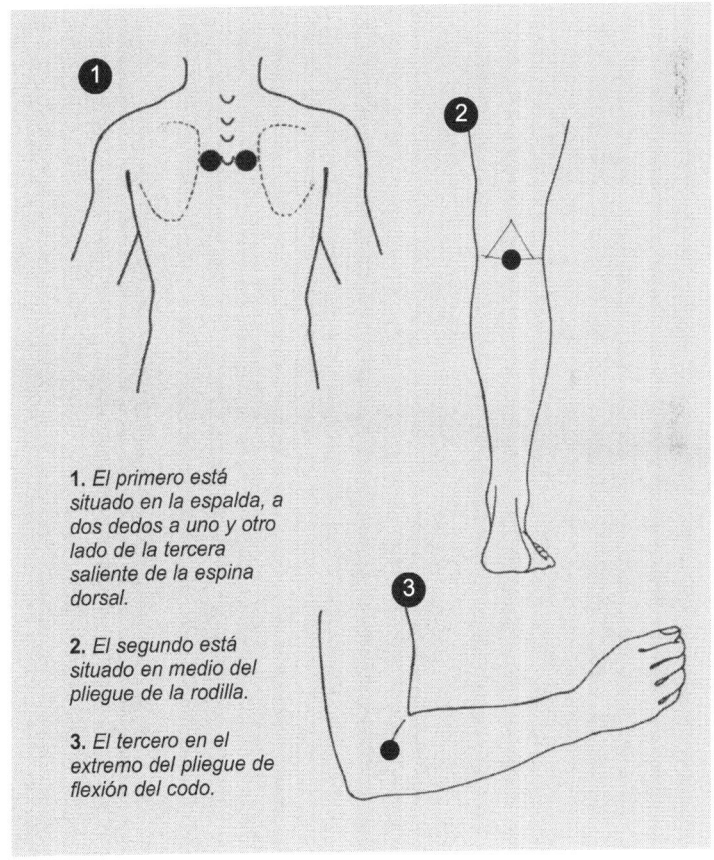

1. El primero está situado en la espalda, a dos dedos a uno y otro lado de la tercera saliente de la espina dorsal.

2. El segundo está situado en medio del pliegue de la rodilla.

3. El tercero en el extremo del pliegue de flexión del codo.

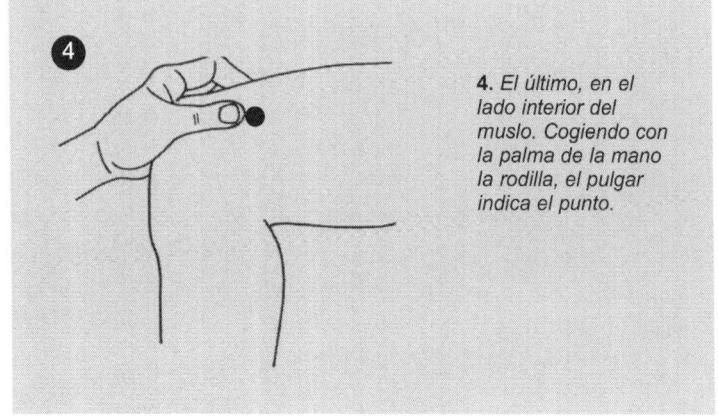

4. *El último, en el lado interior del muslo. Cogiendo con la palma de la mano la rodilla, el pulgar indica el punto.*

Urticarias

Definición: Erupción formada por elementos rojos, rosados o blancos que se borran al presionar, es decir, desaparecen cuando se les aprieta encima y aparecen inmediatamente después, lo que permite diferenciarlas de otras erupciones como el eccema. Hay dos tipos de urticaria: la *urticaria aguda* que puede estar relacionada con una reacción a un producto ajeno, tal como un medicamento, un alimento (fresas, ostras, etc.) o una picadura de insecto, por ejemplo.

Y la *urticaria crónica* que hace intervenir unas nociones de terreno, aún no completamente determinadas.

Puntos a masajear

Cuando se trata de una *urticaria aguda*, estimular enérgicamente los puntos unos dos o tres minutos cada media hora.

Para una *urticaria crónica*, estimular diez minutos, mañana y noche, para obtener un resultado duradero.

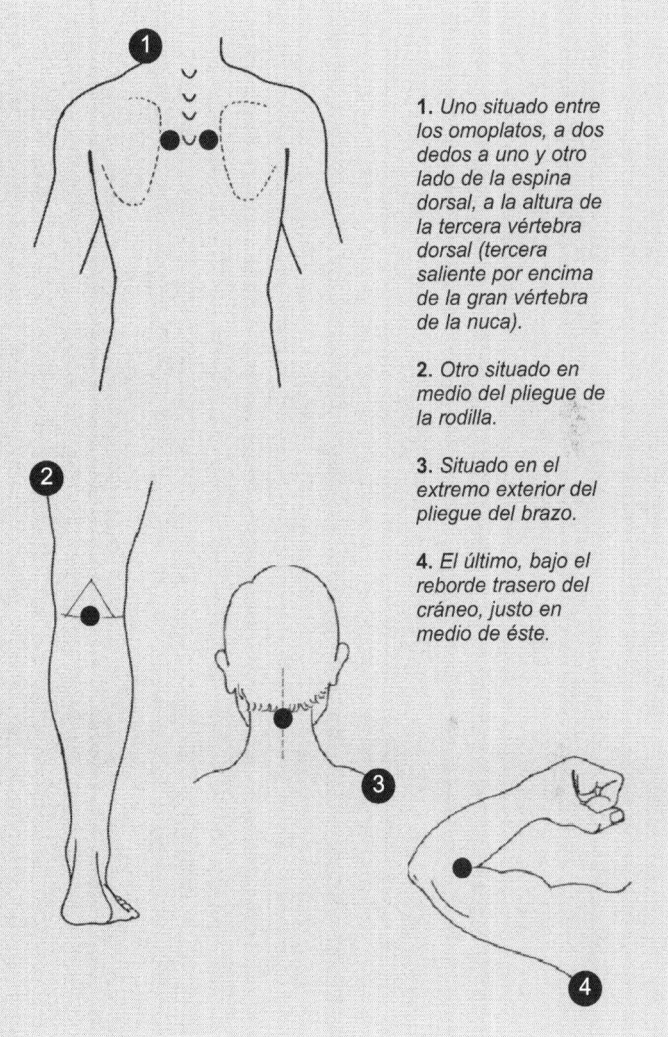

1. Uno situado entre los omoplatos, a dos dedos a uno y otro lado de la espina dorsal, a la altura de la tercera vértebra dorsal (tercera saliente por encima de la gran vértebra de la nuca).

2. Otro situado en medio del pliegue de la rodilla.

3. Situado en el extremo exterior del pliegue del brazo.

4. El último, bajo el reborde trasero del cráneo, justo en medio de éste.

Sabañones

Definición: Un sabañón es una inflamación bajo la piel, acompañada de dolor, producida por el efecto repetido o prolongado del frío o la humedad.

Afecta a un reducido número de partes de cuerpo, especialmente pies, manos, dedos, nariz y orejas.

Al principio, se trata de pequeñas rubicundeces rojizas, brillantes y dolorosas, que aparecen generalmente en invierno. Las lesiones pueden quedarse en ese estado, pero a menudo se ensanchan, se ulceran, vertiendo sangre y serosidad. Éstas pueden entonces juntarse, extenderse a todo un reborde de la oreja por ejemplo, o al perímetro del talón. El dolor es entonces muy intenso, impidiendo practicar movimientos habituales, etc.

Puntos a masajear

Para aliviarse: masajear estos puntos de tres a cuatro minutos, y de igual modo masajear el perímetro de cada sabañón. A título preventivo: masajear los puntos de dos a tres minutos, mañana y noche, cuando empiece el invierno.

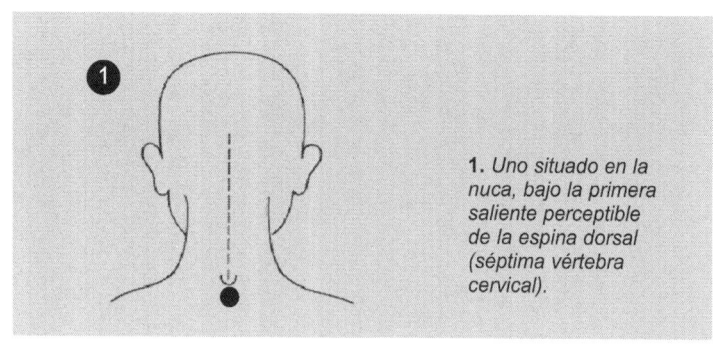

1. Uno situado en la nuca, bajo la primera saliente perceptible de la espina dorsal (séptima vértebra cervical).

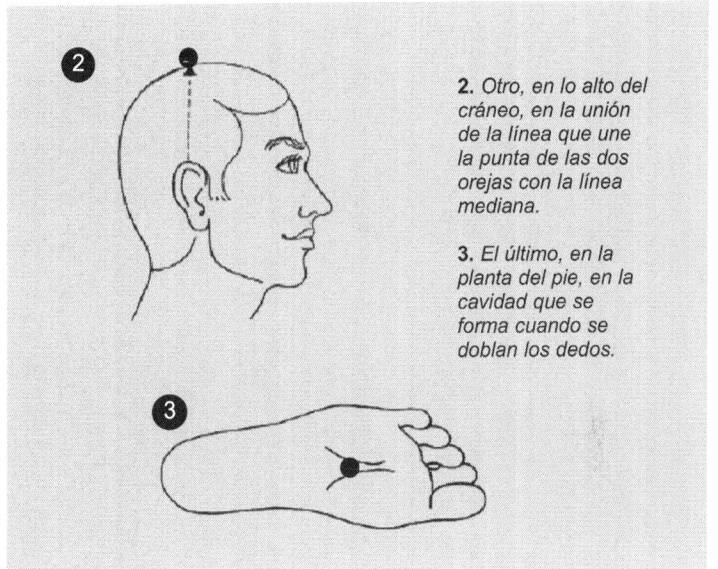

2. Otro, en lo alto del cráneo, en la unión de la línea que une la punta de las dos orejas con la línea mediana.

3. El último, en la planta del pie, en la cavidad que se forma cuando se doblan los dedos.

Psoriasis

Definición: Es una enfermedad inflamatoria crónica de la piel que produce lesiones escamosas engrosadas e inflamadas, con una amplia variabilidad clínica y evolutiva. No es contagiosa, aunque puede ser hereditaria, es más probable que la hereden los hombres que las mujeres.

Puede afectar a cualquier parte de la piel, frecuentemente a las zonas de codos, rodillas, cuero cabelludo, abdomen y espalda. No es raro que produzca afectación de las uñas.

Su característica esencial es la placa eruptiva roja, más o menos circular, cubierta de costras que se descaman. Éstas engendran numerosas pielecillas que se despegan, lo que en términos científicos se llama *escamas*.

Puntos a masajear

En una afección persistente, hay que ser perseverante. Con el masaje, repetir las intervenciones varios minutos de dos a tres veces al día.

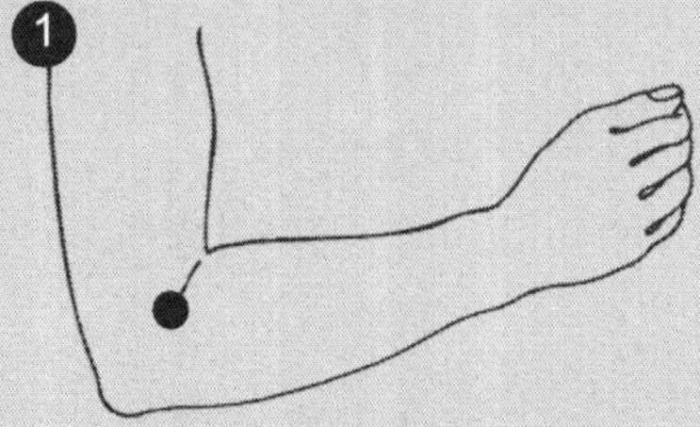

1. *Uno, en el extremo exterior del pliegue de flexión del codo.*

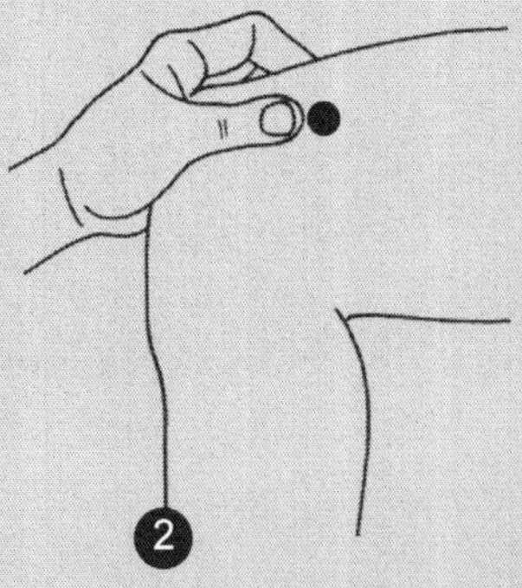

2. *Otro, en la cara delantera del muslo: con la palma de la mano se coge la rótula, se separan los dedos y el pulgar indica la localización del punto.*

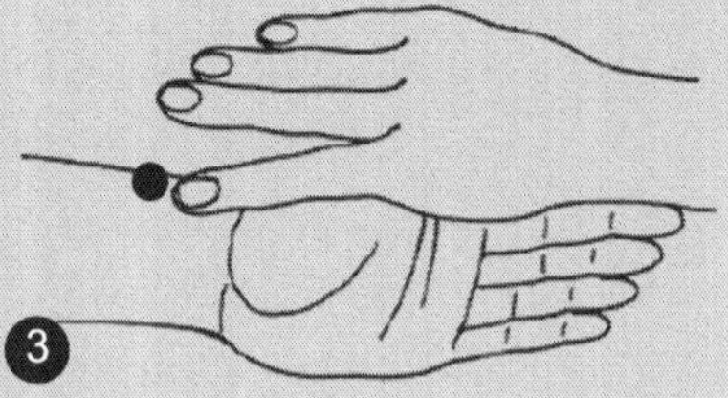

3. *En cara y cuero cabelludo: utilizar un punto situado en el antebrazo, allí donde late el pulso, una mano por encima del pliegue de la muñeca.*

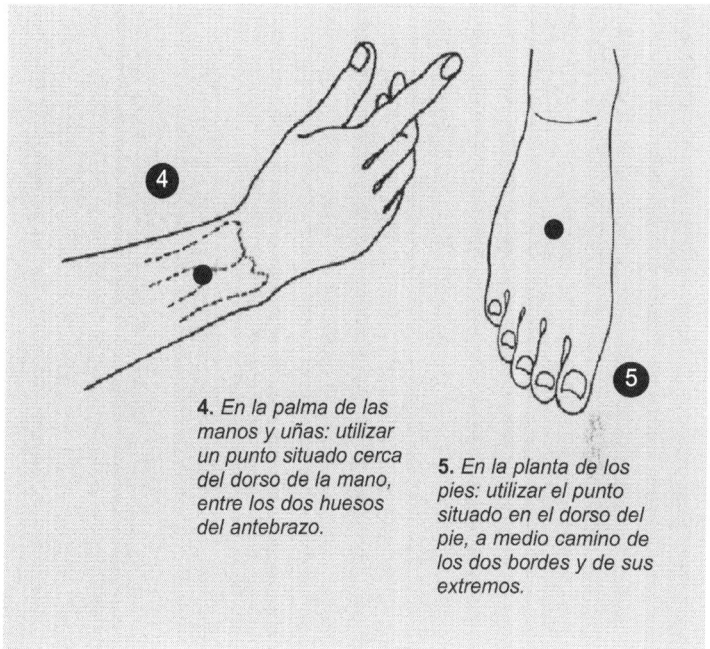

4. *En la palma de las manos y uñas: utilizar un punto situado cerca del dorso de la mano, entre los dos huesos del antebrazo.*

5. *En la planta de los pies: utilizar el punto situado en el dorso del pie, a medio camino de los dos bordes y de sus extremos.*

Acné

Definición: El acné es una enfermedad de la piel debida a un aumento local de la producción de sebo por la glándula sebácea situada en la base de un pelo. Como consecuencia de una mala evacuación del sebo, se produce la formación de un comedón (punto negro o blanco), el folículo piloso resulta obstruido y puede infectarse, lo cual provoca el acné.

Suele producirse durante los períodos de la pubertad, de inestabilidad familiar o profesional...

Para sentirte mejor con tu piel es necesario que la energía de defensa del organismo esté bien distribuida.

Puntos a masajear

Mediante presión circular suave, masajear cada punto durante dos minutos, mañana y noche.

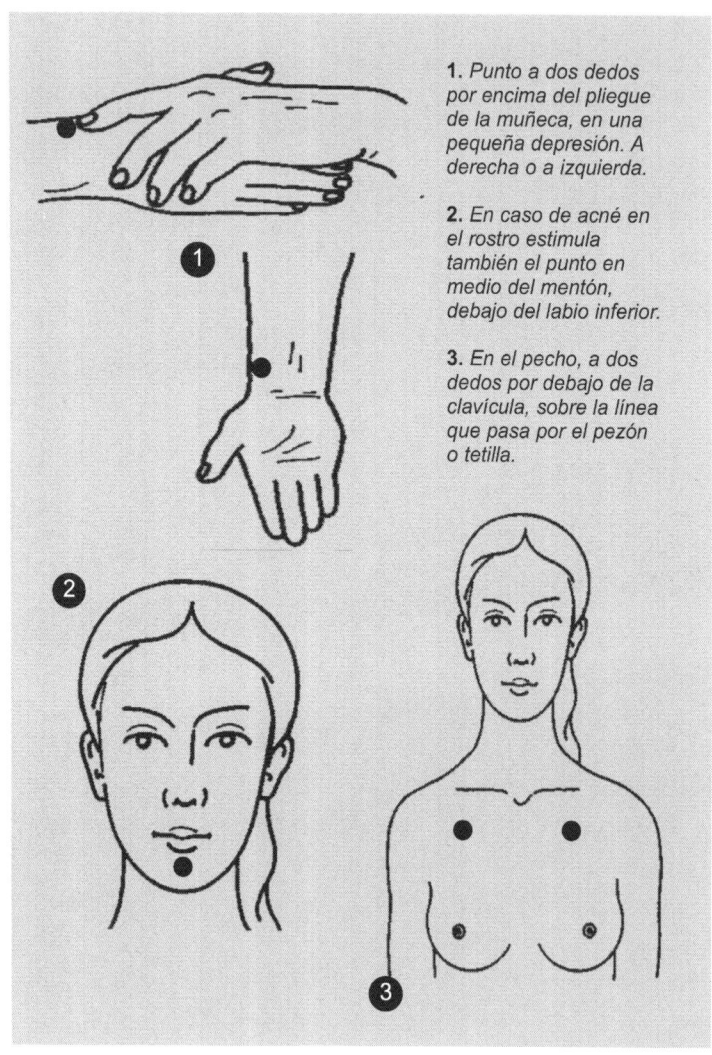

1. Punto a dos dedos por encima del pliegue de la muñeca, en una pequeña depresión. A derecha o a izquierda.

2. En caso de acné en el rostro estimula también el punto en medio del mentón, debajo del labio inferior.

3. En el pecho, a dos dedos por debajo de la clavícula, sobre la línea que pasa por el pezón o tetilla.

Celulitis

Definición: Lo que comúnmente se llama «celulitis» es la acumulación subcutánea de células grasas, que se bañan en un tejido conjuntivo insuficientemente vascularizado. Estas células grasas no son metabolizadas, es decir que se vuelven inertes y mueren, aglomerándose entre sí y formando cúmulos que se aprecian de manera desagradable en la superficie de la piel (aspecto de piel de naranja). La celulitis se localiza con preferencia en la cara interna de los muslos, en la cara interna de las rodillas, en los tobillos, en la piel del vientre...

Puntos a masajear

Masajear cada punto mediante presión fuerte remontando el meridiano según el sentido indicado en los esquemas, a lo largo de diez centímetros aproximadamente. Este masaje debe realizarse dos o tres veces por semana, durante dos a tres minutos para cada punto.

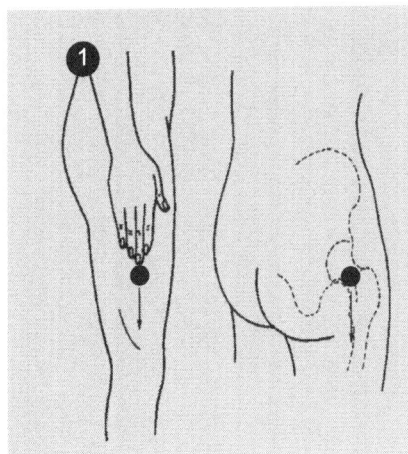

En caso de celulitis de la cara externa de las nalgas y los muslos:
Sobre la cara externa del muslo, en un punto al que llega el dedo medio cuando el individuo está de pie, con la mano junto al muslo. Masajear hacia abajo.

1. *En el hueco situado un poco detrás del gran hueso de la cadera. Masajear hacia abajo.*

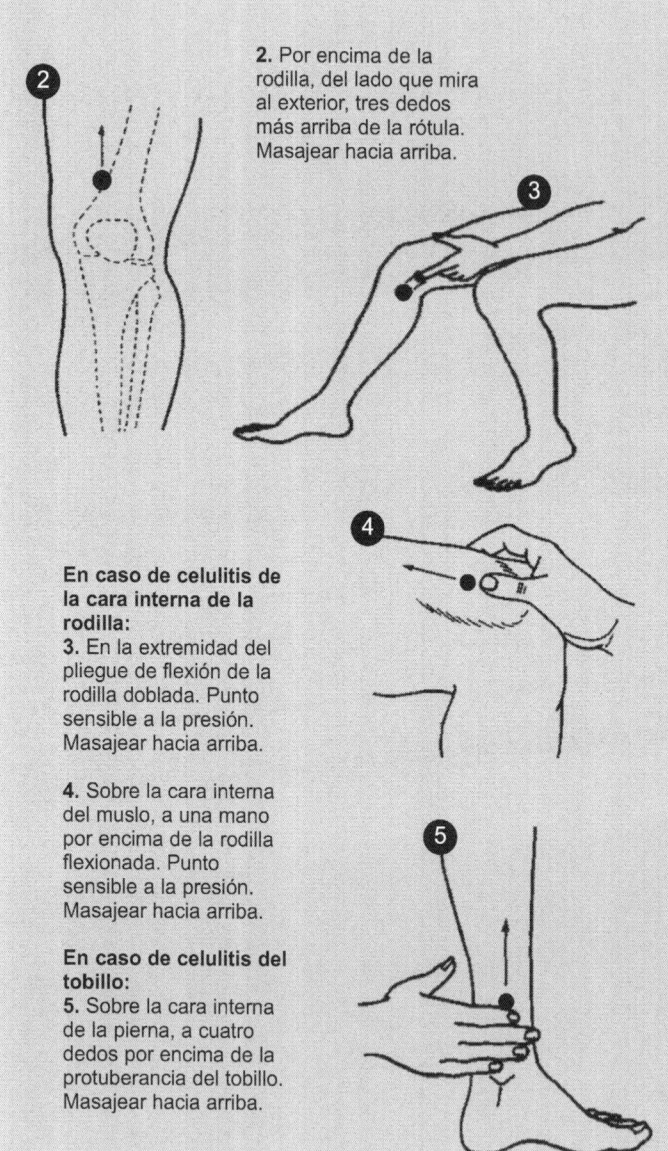

2. Por encima de la rodilla, del lado que mira al exterior, tres dedos más arriba de la rótula. Masajear hacia arriba.

En caso de celulitis de la cara interna de la rodilla:
3. En la extremidad del pliegue de flexión de la rodilla doblada. Punto sensible a la presión. Masajear hacia arriba.

4. Sobre la cara interna del muslo, a una mano por encima de la rodilla flexionada. Punto sensible a la presión. Masajear hacia arriba.

En caso de celulitis del tobillo:
5. Sobre la cara interna de la pierna, a cuatro dedos por encima de la protuberancia del tobillo. Masajear hacia arriba.

En caso de celulitis del vientre:
6. A un dedo por encima del ombligo, sobre la línea media. Masajear hacia arriba. Sobre el bajo vientre, a una mano por encima del ombligo y a tres dedos de cada lado de la línea media. Masajear hacia abajo.

Problemas digestivos

Hemorroides

Definición: Las hemorroides son la enfermedad más frecuente del ano. Existen unas venas que lo rodean llamadas venas hemorroidales. Cuando éstas se dilatan, se convierten en hemorroides. Es decir, las hemorroides son varices del ano.
Durante mucho tiempo se ha culpado al estreñimiento como causa de esta enfermedad ya que constriñendo las venas, las volvía varicosas. Pero en realidad se ha comprobado que la diarrea es más responsable. En definitiva cualquier problema digestivo las puede desencadenar, así como cualquier obstáculo para el ascenso de la sangre venosa (el embarazo, por ejemplo).

Puntos a masajear
Masajear o estimular enérgicamente los puntos esenciales en caso de accesos agudos, hasta obtener un alivio completo. Si es necesario, repetir la estimulación al cabo de varios minutos. La estimulación debe repetirse varios minutos, de dos a tres veces al día, en caso de afección crónica o de picores.

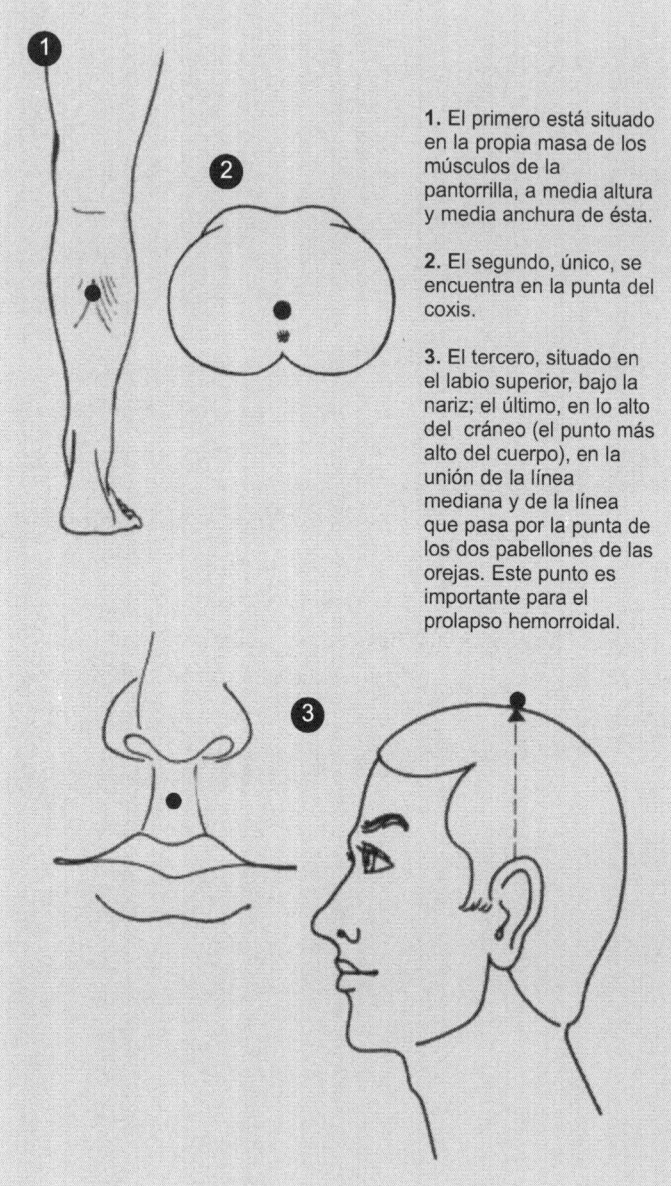

1. El primero está situado en la propia masa de los músculos de la pantorrilla, a media altura y media anchura de ésta.

2. El segundo, único, se encuentra en la punta del coxis.

3. El tercero, situado en el labio superior, bajo la nariz; el último, en lo alto del cráneo (el punto más alto del cuerpo), en la unión de la línea mediana y de la línea que pasa por la punta de los dos pabellones de las orejas. Este punto es importante para el prolapso hemorroidal.

Estreñimiento

Definición: Se entiende como estreñimiento la ausencia de evacuación intestinal cotidiana. El sujeto permanece ocho días, por ejemplo, sin hacer de vientre y sin notar malestar. Esto puede ser debido a comidas irregulares en cuanto a las cantidades y a los horarios, demasiados alimentos «ricos», carnes, dulces, salsas, bebida insuficiente, ejercicio insuficiente; todo ello contribuye bloquear el proceso de defecación. A esto se le añade todo un trasfondo psicológico: la ansiedad aprieta los esfínteres por este motivo la gente nerviosa tiende a padecer más esta enfermedad.

Puntos a masajear

Ir al retrete a horas regulares y masajear enérgicamente el primer punto señalado. Para reeducar el intestino, estimula los diferentes puntos uno tras otro, dos minutos mañana y noche.

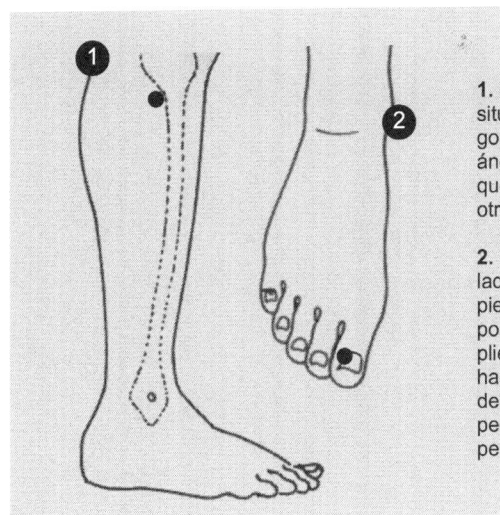

1. El primero está situado en el dedo gordo del pie, en el ángulo de la uña que mira hacia los otros dedos;

2. El segundo, en el lado exterior de la pierna, cuatro dedos por debajo del pliegue de la rodilla, hacia abajo y delante de la pequeña cabeza del peroné.

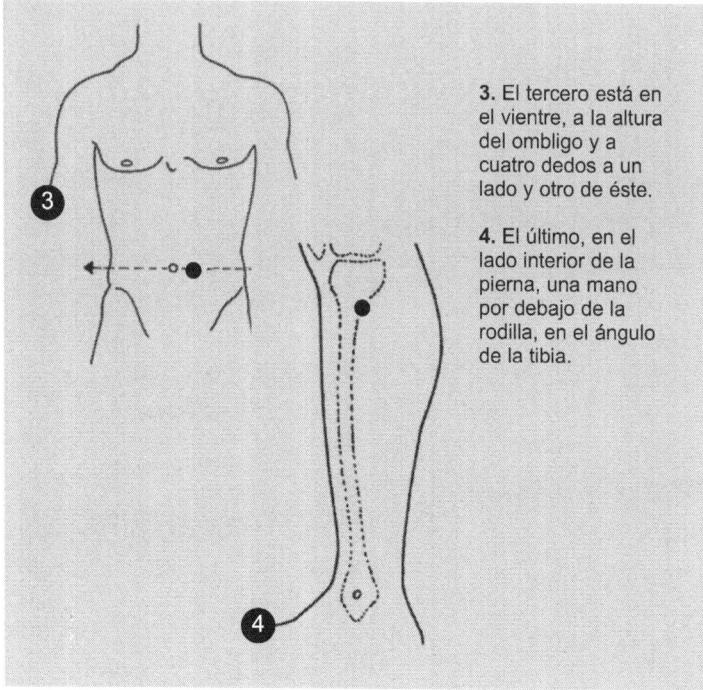

3. El tercero está en el vientre, a la altura del ombligo y a cuatro dedos a un lado y otro de éste.

4. El último, en el lado interior de la pierna, una mano por debajo de la rodilla, en el ángulo de la tibia.

Diarrea

Definición: Es la evacuación de heces líquidas.
Las podemos clasificar en dos grupos diferentes:
Las *diarreas agudas* que casi siempre están relacionadas con una causa externa: intolerancia a un alimento o infección microbiana o parasitaria. Algunas de estas infecciones son muy graves, como las disenterías bacilares o amebianas.
Las *diarreas crónicas* que están más a menudo relacionadas con problemas orgánicos en el páncreas, en el intestino delgado o en el intestino grueso.

Puntos a masajear

Es necesario hacer masajes enérgicos y reiterados, en caso de diarrea aguda, por ejemplo durante varios minutos cada hora; a menudo paran en seco las heces líquidas. En cambio, en caso de diarrea crónica es mejor utilizar una estimulación reiterada, e incluso continua, mediante estimulaciones frecuentes.

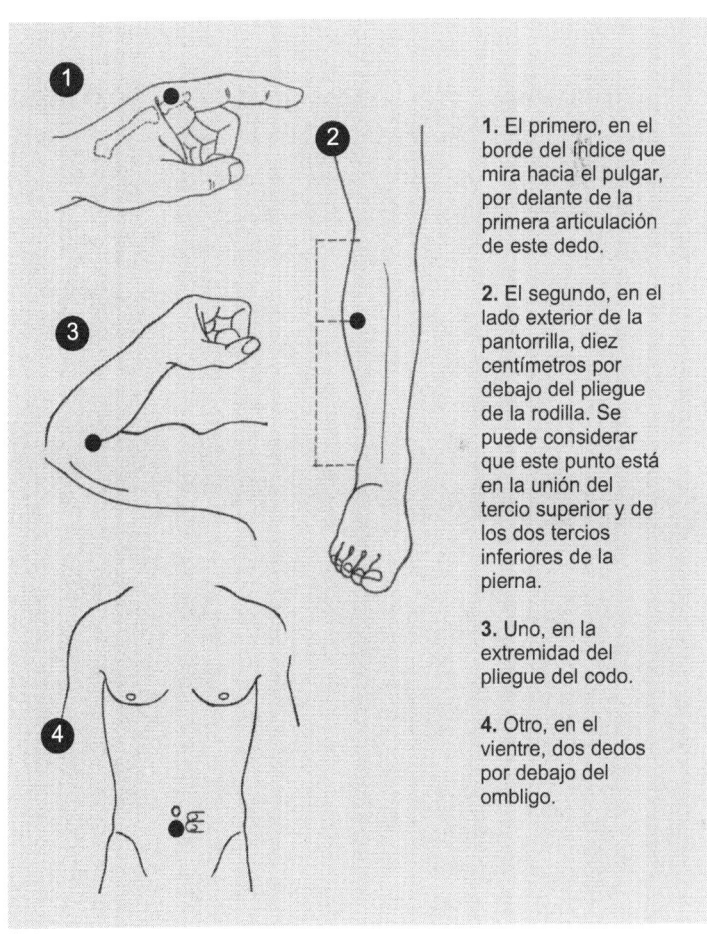

1. El primero, en el borde del índice que mira hacia el pulgar, por delante de la primera articulación de este dedo.

2. El segundo, en el lado exterior de la pantorrilla, diez centímetros por debajo del pliegue de la rodilla. Se puede considerar que este punto está en la unión del tercio superior y de los dos tercios inferiores de la pierna.

3. Uno, en la extremidad del pliegue del codo.

4. Otro, en el vientre, dos dedos por debajo del ombligo.

Dolor de estómago

Definición: Todo dolor cuyo origen es el estómago y, podemos añadir, la primera parte del duodeno, el *bulbo*, en términos radiológicos. Este dolor se nota generalmente en la boca del estómago, en términos científicos el *epigastrio*.
El dolor de estómago se traduce siempre en los mismos síntomas: retortijones, ardores y acidez.

Además, tiene como características generales ir al compás de las comidas y aparecer o bien inmediatamente antes, cuando se está en ayunas, o poco tiempo después, cuando se digiere. A menudo va acompañado de otros síntomas: eructos, náuseas, vómitos más o menos ácidos e incluso de otras manifestaciones en apariencia muy diferentes: crisis de asma, dolor de pecho, etc.

Puntos a masajear
Para tratar una afección crónica, realizar estimulaciones reiteradas de dos a tres veces al día, quince minutos cada vez. En China, se utilizan incluso métodos de estimulación continua.

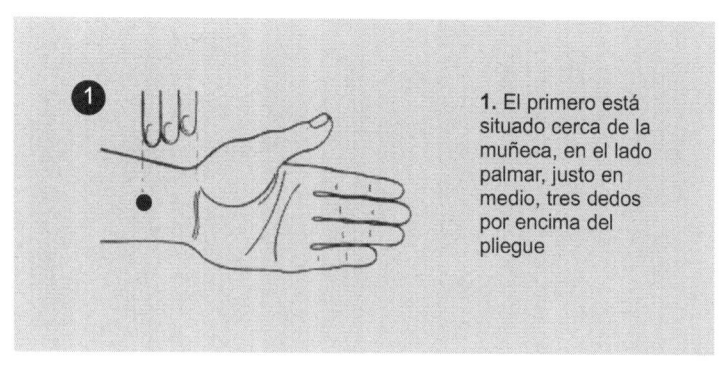

1. El primero está situado cerca de la muñeca, en el lado palmar, justo en medio, tres dedos por encima del pliegue

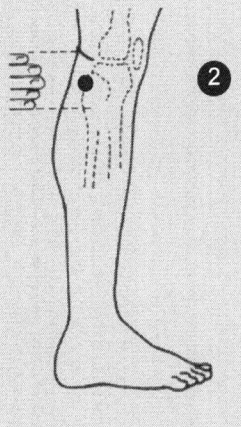

2. El segundo, en el lado exterior de la pantorrilla, una mano por debajo del pliegue de la rodilla.

3. El tercero está situado en medio de la línea que une el ombligo con el extremo inferior del esternón.

4. El último, en la espalda, a dos dedos a uno y otro lado de la espina dorsal, a media altura de ésta.

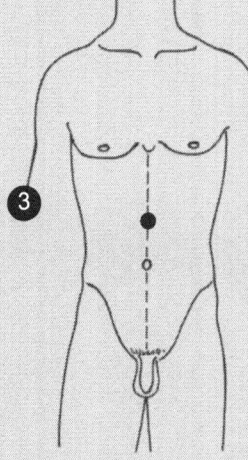

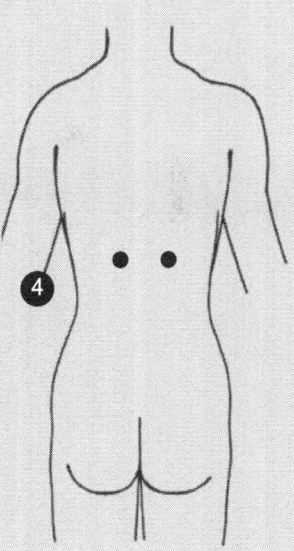

Problemas sexuales
Eyaculación precoz

Definición: La eyaculación precoz es un trastorno sexual bastante extendido. No debe confundirse con la impotencia.
La eyaculación precoz es de origen psicofuncional y puede sustentarse en un engranaje psicológico, constituido por un sentimiento de temor y de falta de confianza en sí mismo. Cuando el trastorno es benigno, la estimulación mediante presión y masaje suave de ciertos puntos permite aminorar el movimiento de energía yang excesivo que ocasiona la eyaculación prematura en el curso del acto sexual.

Puntos a masajear
Masajear mediante presión circular suave, una vez cada dos días aproximadamente, durante cinco minutos, uno de los puntos siguientes (a derecha o a izquierda).

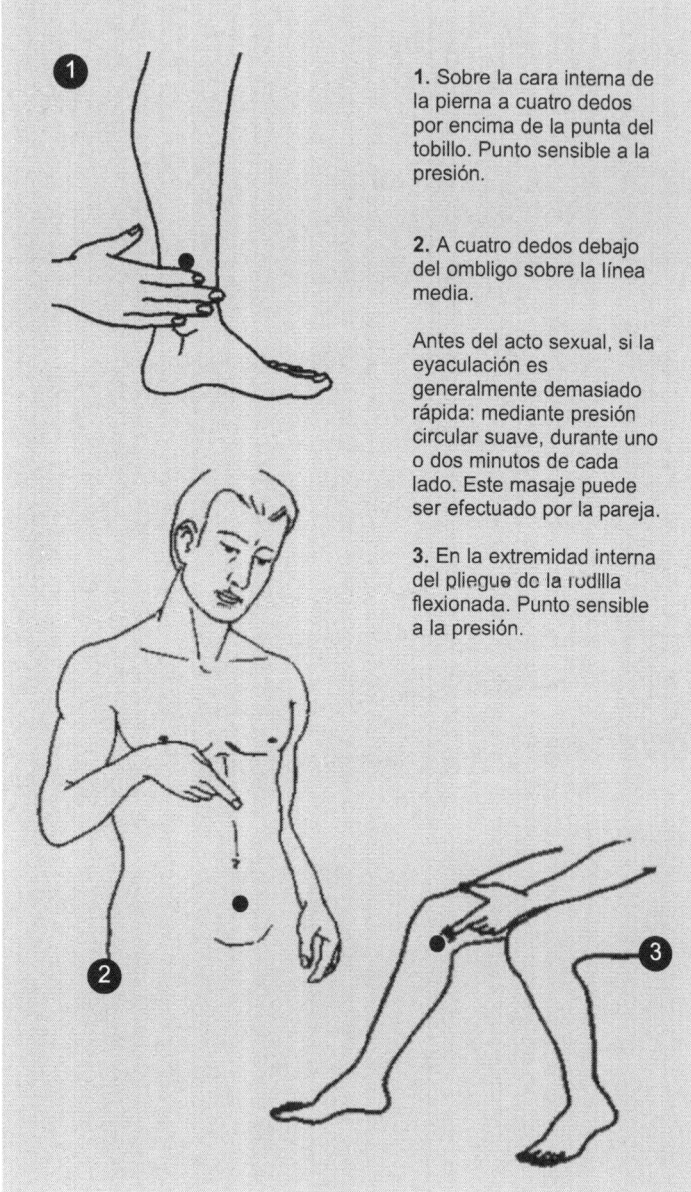

1. Sobre la cara interna de la pierna a cuatro dedos por encima de la punta del tobillo. Punto sensible a la presión.

2. A cuatro dedos debajo del ombligo sobre la línea media.

Antes del acto sexual, si la eyaculación es generalmente demasiado rápida: mediante presión circular suave, durante uno o dos minutos de cada lado. Este masaje puede ser efectuado por la pareja.

3. En la extremidad interna del pliegue de la rodilla flexionada. Punto sensible a la presión.

Impotencia

Definición: Se trata, en el hombre, de la incapacidad de tener relaciones sexuales normales. Esta enfermedad puede ser debida o porque la persona no siente deseo alguno o porque el pene permanece flácido y no permite la penetración. Se trata de un problema de erección.

Puntos a masajear

Conviene utilizar los puntos uno tras otro estimulándolos de una manera moderada, de cinco a quince minutos, mañana y noche, manualmente, durante diez días consecutivos. Tras una semana de reposo, convendría repetirlo, y así sucesivamente, de una manera casi continua. Los chinos utilizan incluso la inyección de vitaminas o de hormonas masculinas en los puntos.

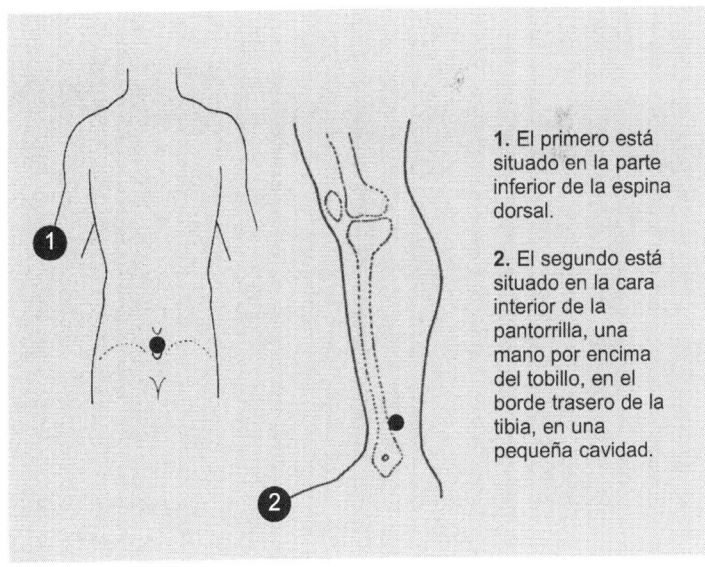

1. El primero está situado en la parte inferior de la espina dorsal.

2. El segundo está situado en la cara interior de la pantorrilla, una mano por encima del tobillo, en el borde trasero de la tibia, en una pequeña cavidad.

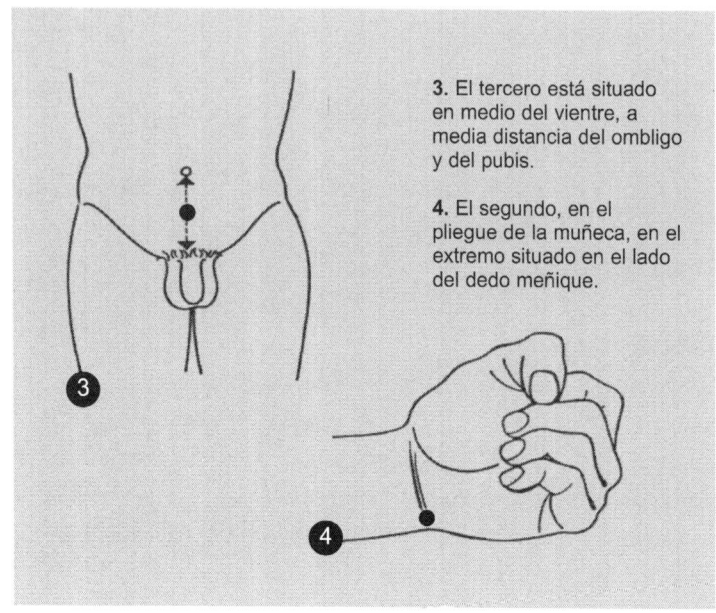

3. El tercero está situado en medio del vientre, a media distancia del ombligo y del pubis.

4. El segundo, en el pliegue de la muñeca, en el extremo situado en el lado del dedo meñique.

Frigidez de la mujer

Definición: Es el equivalente de la impotencia en el hombre. Se distinguen dos categorías de frigidez. Se habla de «frigidez total» cuando la mujer no experimenta nunca deseo sexual, ni reacciones a las estimulaciones sexuales. El segundo tipo se refiere a la «frigidez parcial» cuando la mujer siente reacciones sexuales, pero no llega al orgasmo. Por el contrario, a menudo experimenta una sensación de frustración después de la relación.

Puntos a masajear
Estimular manualmente ciertos puntos de energía para aumentar la libido y la capacidad de alcanzar el orgasmo. Masa-

jear mediante presión circular suave los puntos. El masaje puede ser efectuado por el compañero.

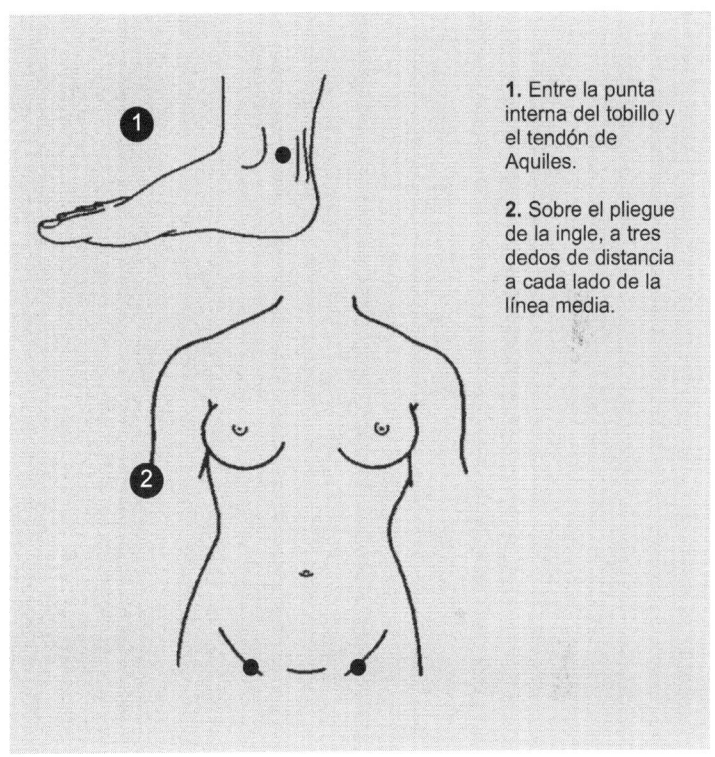

1. Entre la punta interna del tobillo y el tendón de Aquiles.

2. Sobre el pliegue de la ingle, a tres dedos de distancia a cada lado de la línea media.

Varios

Fatiga / Cansancio

Definición: Existen dos clases de cansancio: el del deportista y el otro, el del ciudadano que permanece todo el día en el despacho, estresado por las visitas y las llamadas telefónicas. Este último es el más extendido, el llamado *cansancio nervioso*, pero en ambos casos el ser humano experimenta las mismas sensaciones. En cualquier caso, los dos puntos adjuntos resultan particularmente eficaces, sea cual sea el origen del cansancio: físico, nervioso, del crecimiento o, por el contrario, del envejecimiento.

Puntos a masajear
Masajear lentamente estos puntos de dos a tres minutos, uno tras otro. Repetir de nuevo de dos a tres veces al día para ahuyentar esa sensación de agotamiento.

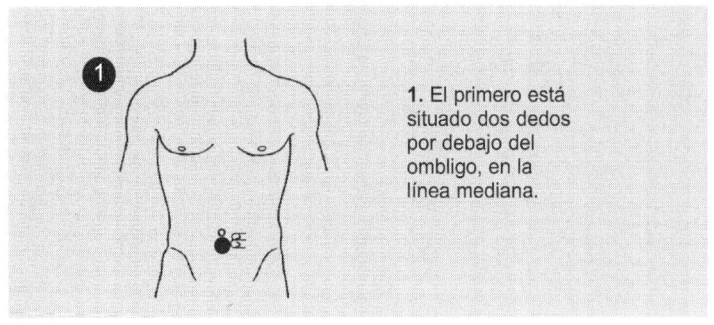

1. El primero está situado dos dedos por debajo del ombligo, en la línea mediana.

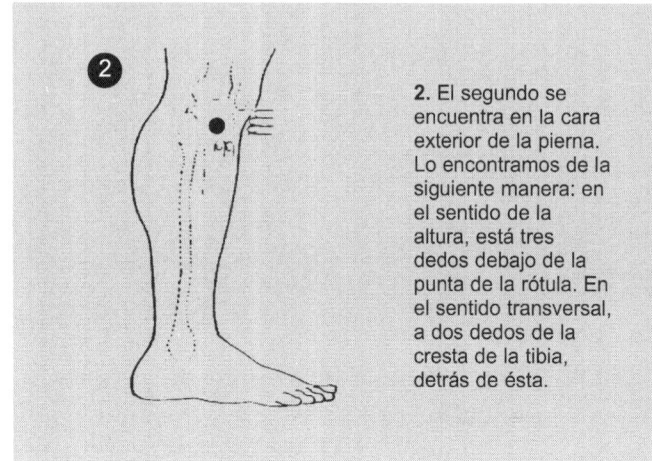

2. El segundo se encuentra en la cara exterior de la pierna. Lo encontramos de la siguiente manera: en el sentido de la altura, está tres dedos debajo de la punta de la rótula. En el sentido transversal, a dos dedos de la cresta de la tibia, detrás de ésta.

Estado de depresión

Definición: La depresión correspondería especialmente a una alteración de orden químico en el metabolismo complejo de las células nerviosas, en un terreno psicoafectivo frágil. A menudo sobreviene de manera bastante brusca, haciendo que la persona se sienta rápidamente melancólica y desesperada por no experimentar ningún entusiasmo ante cualquier estímulo de la vida cotidiana.

Puntos a masajear

Masajear cada punto, mediante presión suave, durante uno a tres minutos, dos o tres veces por día.

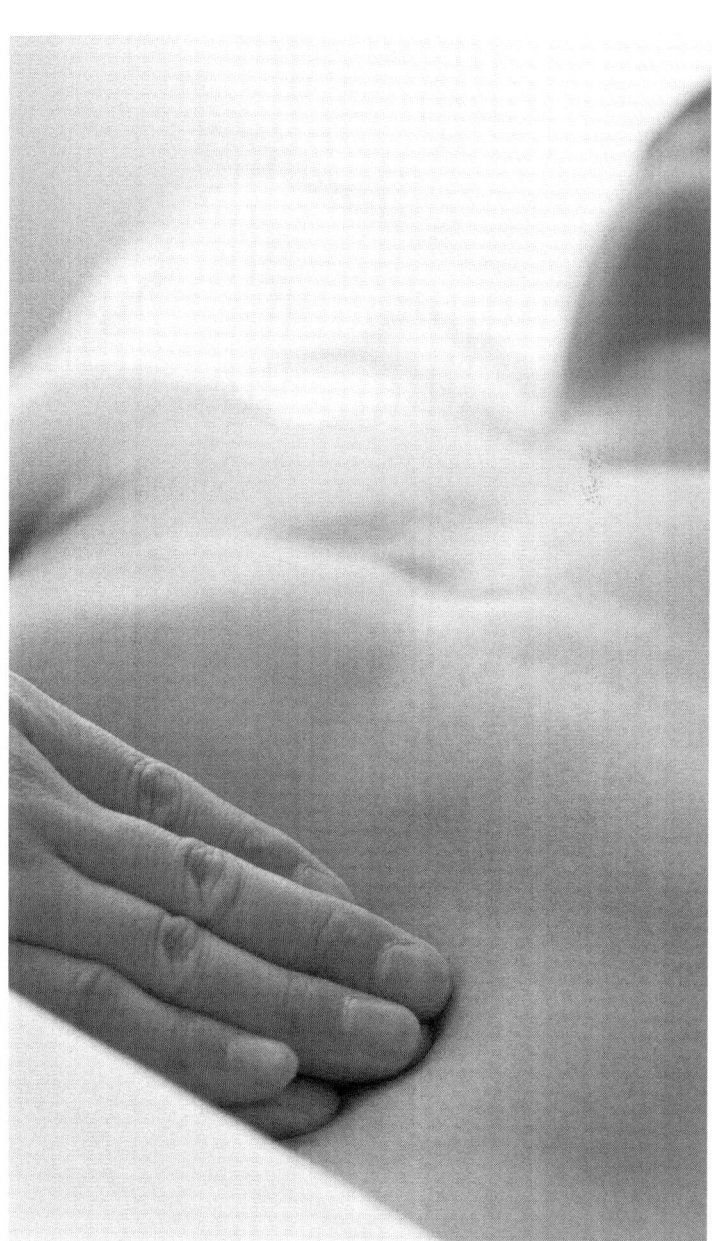

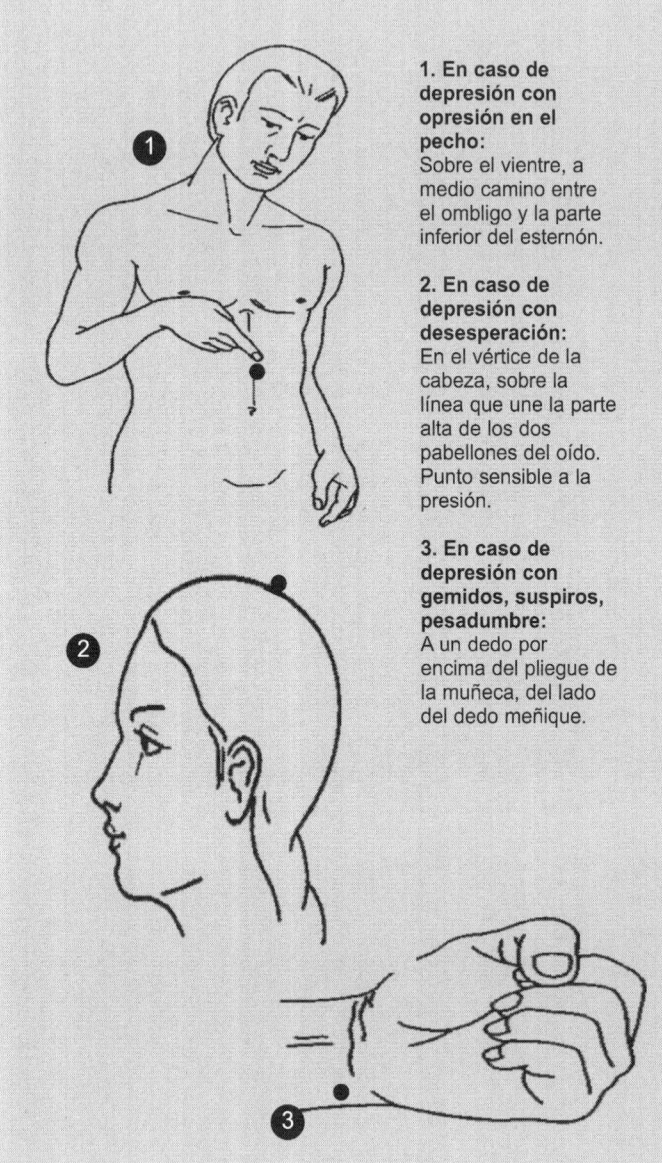

1. En caso de depresión con opresión en el pecho:
Sobre el vientre, a medio camino entre el ombligo y la parte inferior del esternón.

2. En caso de depresión con desesperación:
En el vértice de la cabeza, sobre la línea que une la parte alta de los dos pabellones del oído. Punto sensible a la presión.

3. En caso de depresión con gemidos, suspiros, pesadumbre:
A un dedo por encima del pliegue de la muñeca, del lado del dedo meñique.

Alegría

Definición: Es una de las emociones básicas del ser humano. Es un estado interior fresco y luminoso, generador de bienestar general, altos niveles de energía y una poderosa disposición a la acción constructiva, que puede ser percibida en toda persona, siendo así que quien la experimenta, la revela en su apariencia, lenguaje, decisiones y actos.

Puntos a masajear

Para sentir la alegría, el entusiasmo de vivir, la serenidad, será interesante masajear cada tanto un punto llamado Puerta del espíritu y alegría de vivir, durante algunos minutos, mediante presión circulación suave.

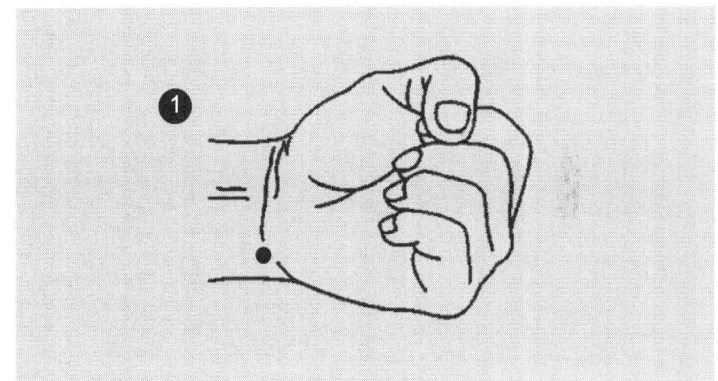

Fuerza vital/Dinamismo

Definición: La Fuerza vital es indispensable para vivir, para estar saludable y alegre; y también es indispensable incrementarla, equilibrarla y recuperarla cuando enfermamos o caemos en depresión o tenemos incluso alguna pequeña fatiga.

Puntos a masajear

Por la mañana, en la cama, antes de levantarse, masajear cada punto durante uno a dos minutos.

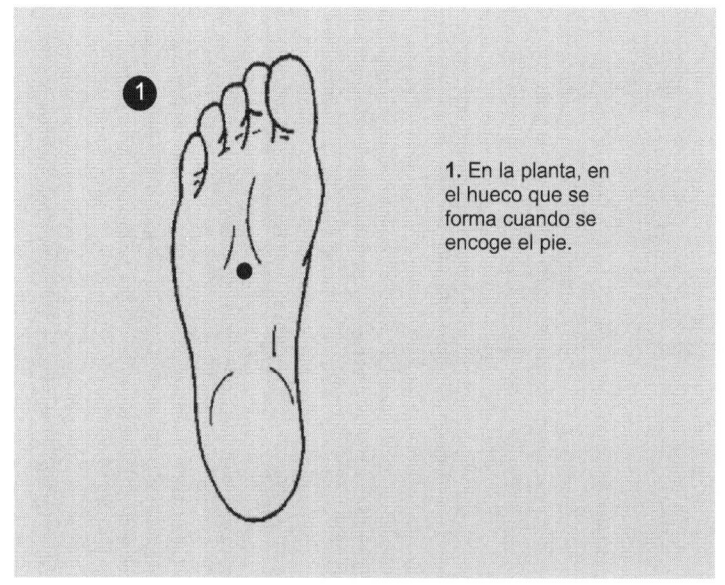

1. En la planta, en el hueco que se forma cuando se encoge el pie.

Nerviosismo

Definición: Este término se emplea para designar un temperamento irritable, angustiado, ansioso. La «nerviosidad» no es una enfermedad, si se sabe encontrar un justo medio entre un estado de nerviosidad permanente, agotador para el individuo, y una apatía excesiva.

Puntos a masajear

Masajear cada punto mediante presión circular fuerte, durante dos minutos, mañana y noche, a ambos lados.

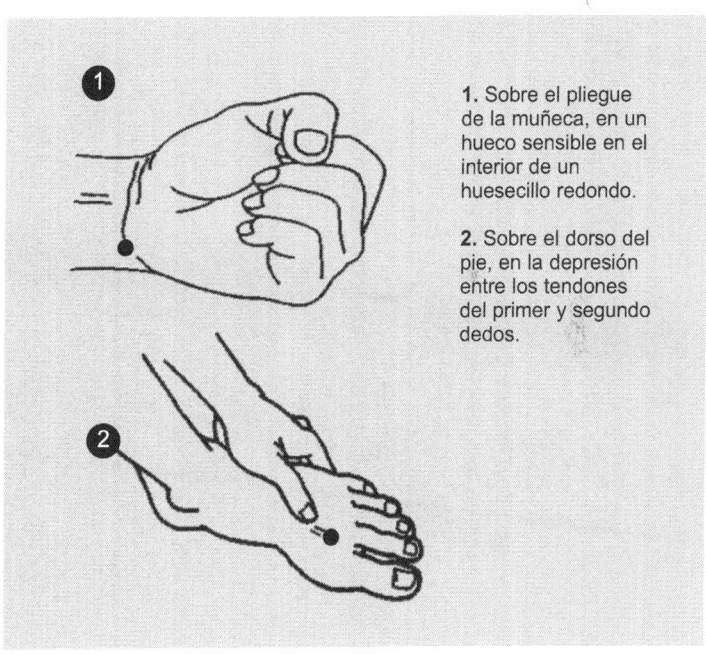

1. Sobre el pliegue de la muñeca, en un hueco sensible en el interior de un huesecillo redondo.

2. Sobre el dorso del pie, en la depresión entre los tendones del primer y segundo dedos.

Memoria

Definición: La memoria, normalmente, se educa o se cultiva. Depende de la atención que se preste a las cosas. Ante todo, forma parte de la facultad de percepción, de asimilación consciente, ya sea visual, auditiva o intelectual, de un hecho, de una persona, de un trabajo. A menudo se tiene tendencia a «perder la memoria» porque se vive de manera rutinaria o porque se está cansado, sobrefatigado.

Puntos a masajear

Masajear cada punto, mediante presión circular suave, dos a tres minutos, una o dos veces por día.

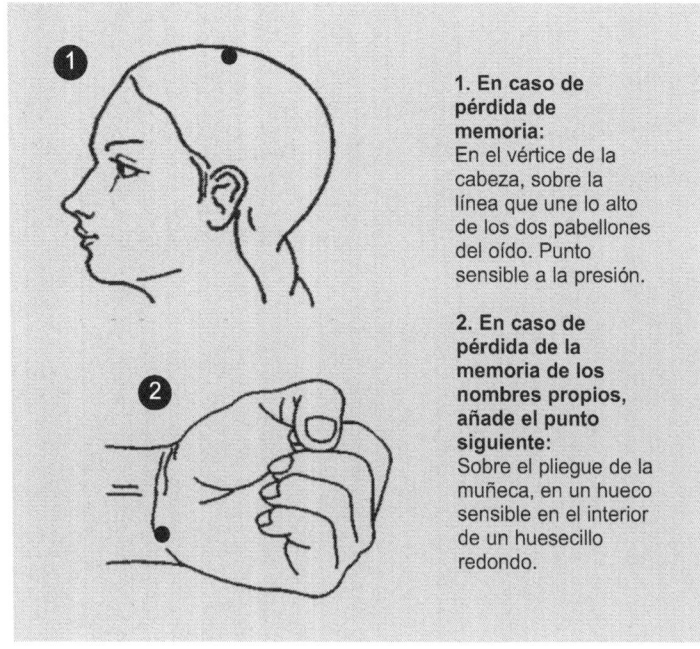

1. En caso de pérdida de memoria:
En el vértice de la cabeza, sobre la línea que une lo alto de los dos pabellones del oído. Punto sensible a la presión.

2. En caso de pérdida de la memoria de los nombres propios, añade el punto siguiente:
Sobre el pliegue de la muñeca, en un hueco sensible en el interior de un huesecillo redondo.

Insomnio

Definición: El insomnio son los llamados trastornos del sueño que se definen por el desequilibrio de la energía mental, cuyo origen puede provenir de una mala asimilación psicoafectiva o por una alimentación desequilibrada.

Puntos a masajear

Masajear el punto general en ambos lados, mediante presión circular fuerte.

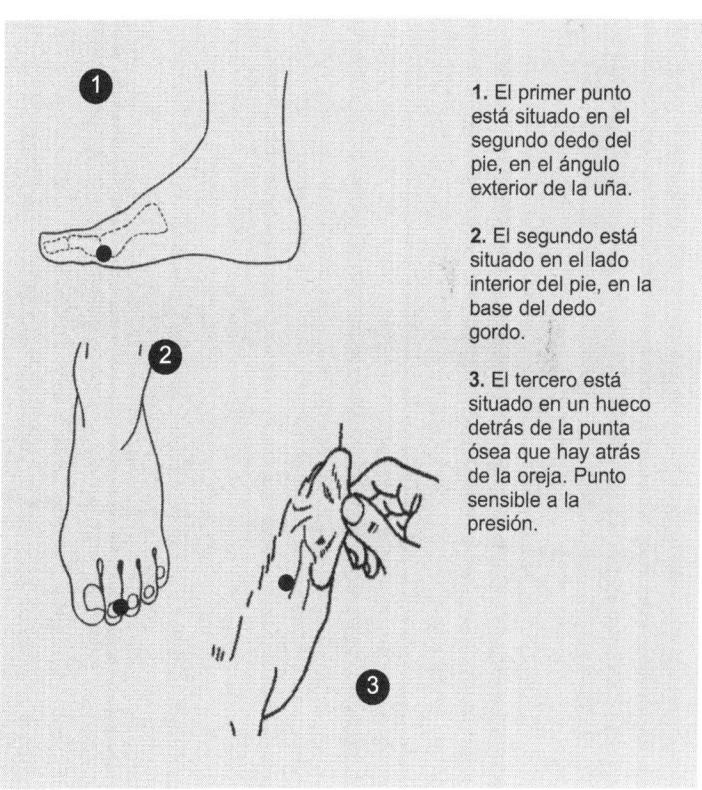

1. El primer punto está situado en el segundo dedo del pie, en el ángulo exterior de la uña.

2. El segundo está situado en el lado interior del pie, en la base del dedo gordo.

3. El tercero está situado en un hueco detrás de la punta ósea que hay atrás de la oreja. Punto sensible a la presión.

Picaduras y mordeduras de animales

Definición: Cuando se acerca el verano, este peligro se vuelve más amenazador. Evocar las agresiones que nos pueden ocasionar los animales significa pasar revista a todo lo que vuela, repta, nada y que muy desafortunadamente se cruza en nuestro camino. Naturalmente, los daños que pueden causar en nuestro organismo son infinitamente variables, yendo de la simple molestia al extremo de poner en peligro nuestra vida.

Puntos a masajear

El primero está situado en el lado exterior del brazo: con el antebrazo doblado, se halla a un dedo por encima del pliegue del codo, contra el hueso; el segundo está ubicado en el lado exterior de la pierna, a media distancia entre la rodilla y el tobillo, justo contra el hueso. Masajearlos lenta pero detenidamente.

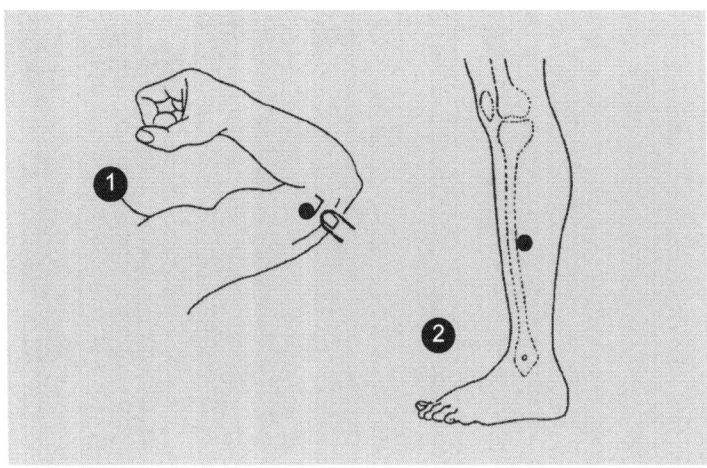

Pánico escénico

Definición: Uno de los padecimientos más temibles en el marco de las relaciones personales, es el llamado Miedo Escénico o Pánico escénico, estado inhibitorio que reduce la efectividad comunicacional e impide el despliegue de las capacidades expresivas potenciales de los afectados.

Puntos a masajear

Hay un punto cómodamente accesible y discreto que lo hace desaparecer o, por lo menos, lo atenúa.

Asimismo, es válido para calmar las fuertes emociones o las conmociones morales. Este punto está literalmente bajo la mano. Se encuentra en el pecho, en el lado derecho, cuatro dedos por debajo de la clavícula, en la misma línea del pezón.

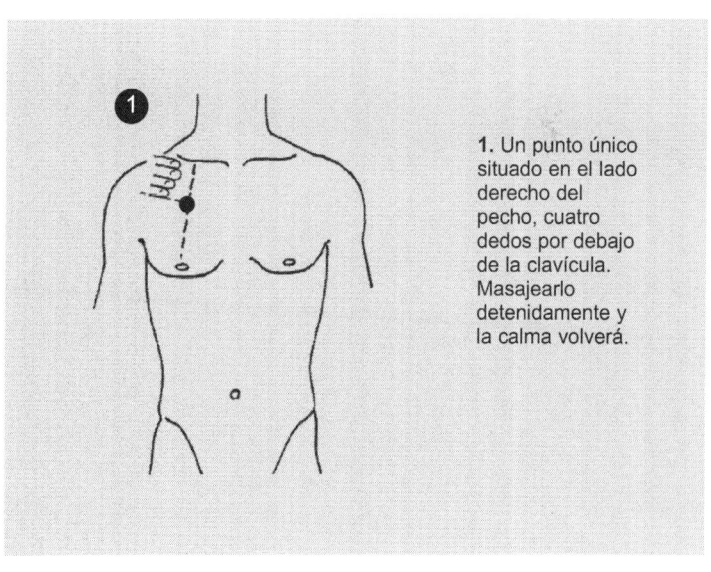

1. Un punto único situado en el lado derecho del pecho, cuatro dedos por debajo de la clavícula. Masajearlo detenidamente y la calma volverá.

Menstruación

Definición: Dolores de tipo espasmódico que sufren un gran número de mujeres justo antes de la menstruación más o menos violentos en la región del bajo vientre, que a veces se irradian hacia los flancos y la espalda.
Estos dolores pueden llegar a ser muy violentos y duran de uno a tres días. A veces van acompañados de náuseas, migrañas, diarreas, vómitos, incluso de desvanecimientos. En todo caso, este síndrome impone descanso.

Puntos a masajear
La estimulación mediante presión circular fuerte de estos puntos permitirá hacer circular la energía de los meridianos y eliminará el espasmo. Se debe realizar durante uno a tres minutos cada punto, varias veces por día en caso de dolores.

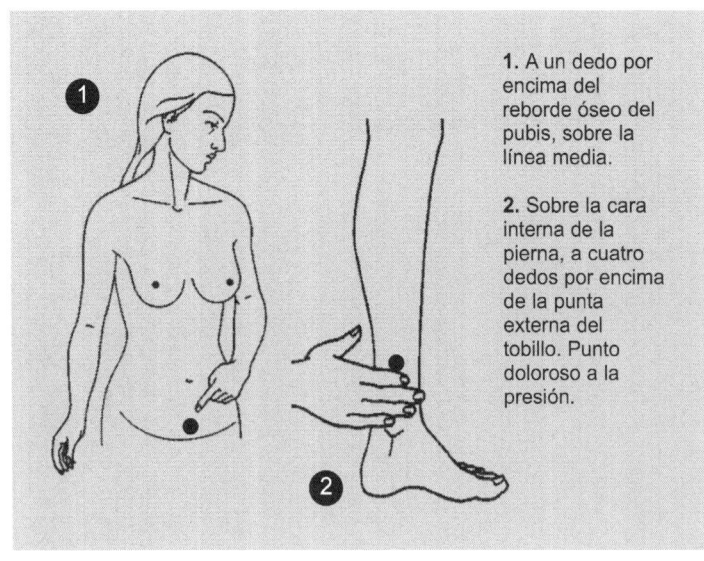

1. A un dedo por encima del reborde óseo del pubis, sobre la línea media.

2. Sobre la cara interna de la pierna, a cuatro dedos por encima de la punta externa del tobillo. Punto doloroso a la presión.

Menopausia

Definición: Es el período de la vida que marca el fin de la fecundidad de la mujer. Se sitúa en torno a los cuarenta y cinco y cincuenta y cinco años. En ese momento, se producen de manera progresiva modificaciones en las hormonas de la mujer. Las fluctuaciones de los índices de estrógenos y de progesterona hacen que las reglas se vuelvan irregulares y menos abundantes hasta que finalmente, dejan de producirse por completo.

Hay mujeres que atraviesan este período sin problemas, pero otras sienten síntomas variados como sofocaciones, sudores nocturnos, lubricación vaginal insuficiente, disminución de la libido, dolores de cabeza, palpitaciones cardíacas, insomnios, diversos trastornos digestivos o estados depresivos.

Puntos a masajear

Masajear cada punto, mediante presión circular suave, durante dos minutos, mañana y noche. Sólo puede masajearse uno de los dos puntos a la vez.

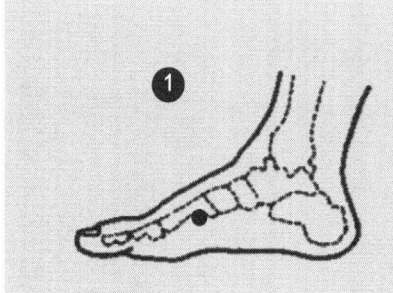

1. El primero sobre el borde interno del pie, en una depresión que se detecta al hacer ascender el dedo de la mano debajo del hueso del dedo gordo del pie en dirección al tobillo. Masajear primero la derecha, luego la izquierda.

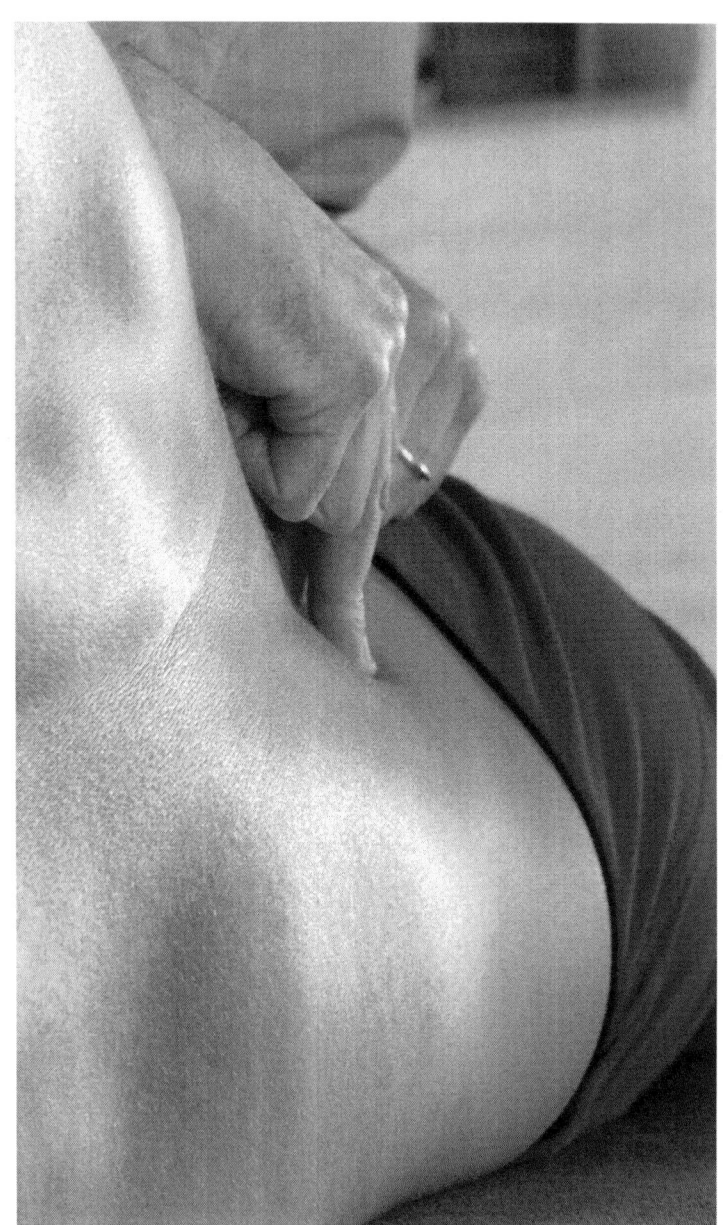

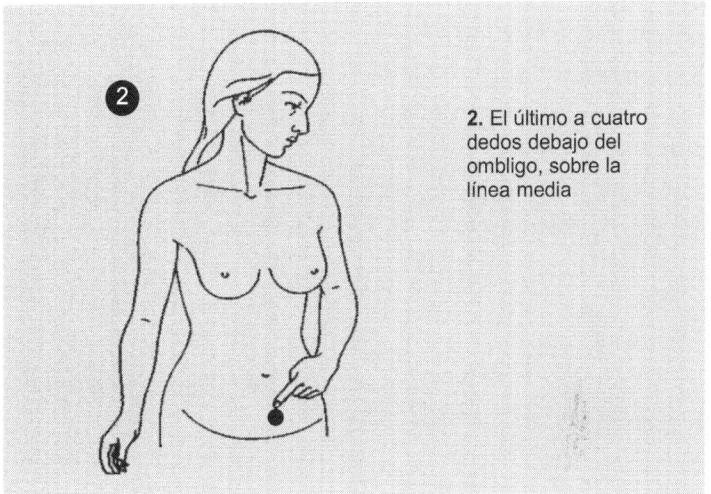

2. El último a cuatro dedos debajo del ombligo, sobre la línea media

Obesidad

Definición: Es la enfermedad más frecuente en los países en los que la alimentación es abundante. Resulta imperativa cuando la ingestión de calorías es superior a las necesidades energéticas del cuerpo (tener en cuenta la disminución de la actividad física con la edad). En la mujer, la grasa en exceso se repartirá en la parte inferior del cuerpo. En el hombre, se situará en la parte superior del cuerpo.

Se puede tener un exceso de peso de carácter familiar, adquirido desde la infancia, o un sobrepeso contraído más tardíamente, de causa alimenticia, endocrina o psíquica, lo que se debe determinar y corregir ante todo es el aspecto energético del desequilibrio general.

Basta un desequilibrio inicial desencadenado, bien por un cambio de hábitos de vida (dejar de practicar un deporte, tabaquismo, después de un embarazo, o incluso modificación de hábitos alimenticios, intervención de la pubertad, de la menopausia, de la sedentariedad...), bien por una situación emocional, psicoafectiva particular (duelo, conflicto conyugal o familiar, dificultades profesionales, temor exagerado...), para que sobrevenga, poco a poco, un proceso de acumulación de grasa. Sin embargo, existen algunos puntos de energía interesantes a estimular para favorecer la pérdida de peso.

Puntos a masajear

Masajear cada punto, mediante presión circular suave, durante dos a cinco minutos, mañana y noche.

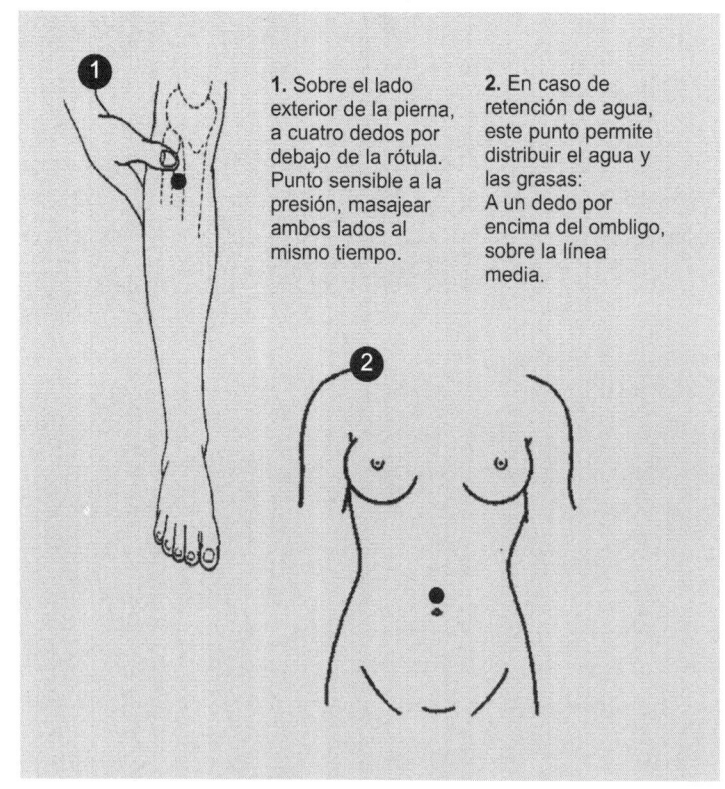

1. Sobre el lado exterior de la pierna, a cuatro dedos por debajo de la rótula. Punto sensible a la presión, masajear ambos lados al mismo tiempo.

2. En caso de retención de agua, este punto permite distribuir el agua y las grasas: A un dedo por encima del ombligo, sobre la línea media.

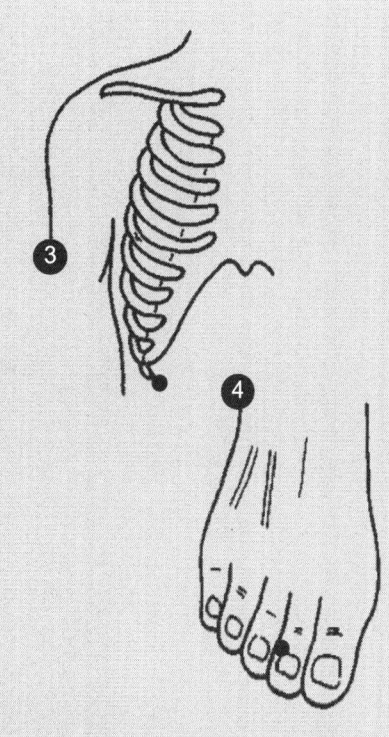

3. En caso de inflamaciones intestinales, este punto permite una mejor digestión:
En la parte inferior del tórax, allí donde se detecta la extremidad flotante de la undécima costilla, en ambos lados.

4. Para disminuir la sensación de hambre:
Masajear el ángulo de la uña del segundo dedo del pie, del lado que mira al exterior. Pie derecho y pie izquierdo.

Bibliografía

Forem, Jack; *Healing with Pressure Point Therapy: Simple, Effective Techniques for Massaging Away More Than 100 Common Ailments*, Prentice Hall Press, 1999.

Ross, Jeremy; *Acupuncture Point Combinations: The Key to Clinical Success*, Churchill Livingstone, 1995.

Sachs Judith, Berger, Judith; *The Pressure Point Plan for Natural Health*, Ibooks, inc., 2006.

Jarmey, Chris, Bouratinos, Ilaira; *A Practical Guide to Acupoints*, North Atlantic Books, 2008.

Denmei, Shudo, Brown, Stephen; *Finding Effective Acupuncture Points*, Eastland Pr, 2003.

Worsley, J. R.; *Traditional Chinese Acupuncture: Meridians and Points*, Element Books Ltd, 1991.

Campbell, Joan L.; *Acupuncture Channels & Points*, Churchill Livingstone, 2008.

Palmer, Martin; *Yin & Yang: Understanding the Chinese Philosophy of Opposites and How to Apply It to Your Everyday Life*, Piatkus Books, 1998.

Lawrence, Richard; *Little Book of Yin and Yang*, Thorsons, 2002.

Kaptchuk, Ted J.; *Das große Buch der chinesischen Medizin. Die Medizin von Yin und Yang in Theorie und Praxis*, Barth O. W., 1990.

Reid, Daniel; Chou, Dexter; Huang, Jony; *The Complete Book of Chinese Health & Healing: Guarding the Three Treasures*, Shambhala, 1994.

Tsang, Patricia MD; *Optimal Healing: A Guide to Traditional Chinese Medicine*, Balance for Health Publishing, 2008.

Maciocia, Giovanni; *The Foundations of Chinese Medicine: A Comprehensive Text for Acupuncturists and Herbalists,* Churchill Livingstone, 2005.

C. Lu, Henry; *Chinese Natural Cures: Traditional Methods for Remedy and Prevention,* Black Dog & Leventhal Publishers, 2006.

Kuhn, Aihan; *Simple Chinese Medicine: A Beginner's Guide to Natural Healing & Well-Being,* Ymaa Publication Center, 2009.

Ting, Esther; Jas, Marianne; *Total Health the Chinese Way: An Essential Guide to Easing Pain, Reducing Stress, Treating Illness, and Restoring the Body through Traditional Chinese Medicine,* Da Capo Lifelong Books, 2009.

Holland, Alex; Lanphear, Fred; *Voices of Qi: An Introductory Guide to Traditional Chinese Medicine,* North Atlantic Books, 2000.

Stiles, KG; *Guidebook To Balance: The Five Elements & Organ Meridians with Essential Oils,* Health Mastery Systems, 2011.

Collings, Michaelbrent; *The Meridians*, Michaelbrent Collins, 2010.

Diamond, John; *Life Energy: Using the Meridians to Unlock the Hidden Power of Your Emotions,* Paragon House, 1998.

Roubini, Daphne; *Masaje Curativo: Tecnicas Orientales y Occidentales Para Revitalizar Cuerpo y Mente,* Oniro, 2007.

Markert, Christopher; *El Ying y el Yang,* Lidiun, 1991.

Padilla Corral, José Luis; *Las Vías Sanadoras de las Manos en la Medicina Tradicional China*, Miraguano, 2009.

En la misma colección:

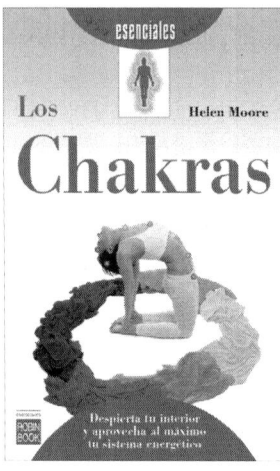

Los Chakras
Helen Moore

Despierta tu interior y aprovecha al máximo tu sistema energético.
Los Chakras son siete centros energéticos situados en el cuerpo humano. Su conocimiento nos llega a través de la cultura tibetana forjada a través de la experiencia personal de los maestros de Shidda Yoga.

La energía del cosmos atraviesa nuestro cuerpo trabajando en esa red de centros energéticos sutiles. Los chakras captan esa energía del ser humano y la hacen circular hacia el macrocosmos. Los chakras nos conectan con nuestro mundo espiritual y de su equilibrio depende en buena medida nuestra salud. De nuestra capacidad para leer las señales de estos centros de energía y rectificar o corregir su trayectoria dependerá que podamos evitar determinados trastornos.

Este libro es la guía imprescindible para conocer la esencia de los chakras y su localización, lo que sin duda será de enorme utilidad para conocer algo más de la complejidad del cuerpo humano.
· El cuerpo etérico como canalizador de la energía.
· Los nadis o canales de energía.
· Los flujos energéticos en el cuerpo humano.
· La influencia de los chakras en nuestro estado físico.
· Cómo abrir y activar los chakras.
· Las posturas esenciales de cada chakra.